U0270211

- 本研究项目得到"上海市哲学社会科学规划教育学"一般项目"基于平行文本资源库的中医外宣翻译教学研究与实践"（项目编号A1912）和上海中医药大学2021年度优秀教材及教育教学专著的资助
- 上海中医药大学"岐黄中国"课程思政创新成果

中医外宣翻译理论与教学实践

高芸 著

Theories and Teaching Practice of TCM C-E Translation for China's Global Communication

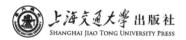

上海交通大学出版社
SHANGHAI JIAO TONG UNIVERSITY PRESS

内容提要

本书以增强中医外宣翻译文本译文质量和传播力,提升中医药国家文化形象为宗旨,以中医外宣翻译理论和教学实践实证研究为主要内容。选取中医外宣翻译代表性文本,探究社会历史文化语境、意识形态等超文本因素对翻译策略的影响,阐述采取多元化翻译策略对提升译文传播力,塑造正向、全面中医药文化形象的必要性,并以德国功能学派翻译理论为先导,以中医药汉英平行文本语料库为依托,以翻译策略为主干,以翻译任务为教学手段,构建中医外宣翻译教学模式并开展教学行动研究。本书适合中医外宣翻译研究者及爱好者使用。

图书在版编目(CIP)数据

中医外宣翻译理论与教学实践/高芸著. —上海:
上海交通大学出版社,2023.4
ISBN 978-7-313-27540-0

Ⅰ.①中… Ⅱ.①高… Ⅲ.①中国医药学-英语-翻译 Ⅳ.①R2

中国版本图书馆 CIP 数据核字(2022)第 224302 号

中医外宣翻译理论与教学实践
ZHONGYI WAIXUAN FANYI LILUN YU JIAOXUE SHIJIAN

著　　者:高　芸
出版发行:上海交通大学出版社　　　　　　地　　址:上海市番禺路 951 号
邮政编码:200030　　　　　　　　　　　　电　　话:021-64071208
印　　制:上海万卷印刷股份有限公司　　　经　　销:全国新华书店
开　　本:710 mm×1000 mm　1/16　　　　印　　张:17
字　　数:273 千字
版　　次:2023 年 4 月第 1 版　　　　　　　印　　次:2023 年 4 月第 1 次印刷
书　　号:ISBN 978-7-313-27540-0　　　　电子书号:ISBN 978-7-89424-327-0
定　　价:88.00 元

版权所有　侵权必究
告读者:如发现本书有印装质量问题请与印刷厂质量科联系
联系电话:021-56928178

序

　　中国正面临一个有史以来最好的向外表达自己的新时代。这个新时代，是在中华人民共和国成立以来，特别是改革开放40年以来取得重大成就的基础上得来的，是承前启后、继往开来，在新的历史条件下继续夺取中国特色社会主义伟大胜利的时代，是我国日益走近世界舞台中央、不断为人类作出更大贡献的时代，举世瞩目、影响深远。这就意味着我们急需一批深谙国际传播话语的外宣行家，把握中国故事的深刻内涵，掌握新时代讲好中国故事的有效方法，积极争取国际话语权。讲中国故事，就是用国际化的表达讲中国的事情，特别是中国的现实，也是对外解困释疑。崛起的中国，需要展示自己；变革中的世界，需要了解中国。

　　中医是中国固有的医学，是中华民族的瑰宝，是中国文化的精髓，其重要地位和科学价值已被世界公认。可以说，中医也是中国文化"走出去"战略的先行者之一。中医还是直接传播和传扬中国传统文化的一个重要手段。中医翻译是中医走向世界的桥梁。要使中医走向世界，为世界人民服务，发挥中医的独特优势，促进中医事业的不断发展，离不开中医的对外宣传和教学探索，离不开翻译水平的提高。由于语言和文化的障碍以及中西医之间理念和概念上存在的巨大差异，导致中医外宣翻译之路倍加崎岖，中医外宣翻译理论和教学工作困难重重。向世界讲好中国故事，既需要主动探讨可行的翻

1

译方法,也需要积极探索创新的教学理念。但无论如何,第一步一定是先建立我们的中医文化自信,在此基础上,才有可能进一步走向世界。

高芸老师的专著《中医外宣翻译理论与教学实践》即将付梓,她盛情邀我作序,我欣然应允。她立论谨慎、论证全面、写作扎实,终使研究成果获得较为理想的呈现,也给中医外宣翻译的跨学科研究注入了新鲜血液。全书结构严整、环环相扣、逻辑清晰、理据恰当。这是她多年在中医外宣翻译的教学探索和理论应用的基础上归纳提炼而成的学术成果,我已先睹为快,同时也产生了一些思考。如何加强中医外宣翻译的标准化、科学性和规范性,目前还有不少问题,尚存不少争议,亟待加强研究。

第一,如何为中医外宣翻译提供一个统一的标准。西医中译基本上是统一的,与之相反,对外宣传资料中的中医英译则颇为杂乱。有人认为,现在提中医英译统一的问题为时尚早,理由是中医语言本身的标准化程度就很低,存在着一词多义、数词同义、概念交叉等现象;还有人认为,中医翻译目前根本就不存在一个统一的标准,因此英译统一化之说毫无根据。

第二,如何解决中医外宣翻译中常见问题。仅就对外宣传而言,中医译文表达方面存在的问题主要有四种:一是"失信"现象较多。因为文化差异的存在,中医翻译常有"失信"的现象。中医很多描述概念即便是普通的中国人可能也不易搞懂,让外国人理解就更难了。如"火""水""水火不济""心肾不交"等,有时不得不先拐个弯,即先把中医概念转换为相应的西医概念,再翻译成英文,为此也闹过不少笑话。二是缺少统一的科学规范。中医翻译除"阴阳"(Yin-yang)外,不少术语的翻译都不统一,即便在已面世的汉英中医词典中,译语也不一致。如有将"三焦"译作"three warmers""three heaters""triple energizers""*san jiao*"……究竟谁对谁错,缺乏统一的科学规范。三是译文不够言简意赅。中医用语的最大特点之一在于言简意赅,但在翻译成英语时,这一特点往往丧失殆尽,无法在简洁度上与原文媲美,导致译文过于冗长。如"健脾开胃"仅为 4 个汉字,英译时可能需要将之译作"invigorating the spleen and increasing the appetite"共 7 个英文单词。这样译,无异于名词解释,而且还没有完全表达清楚。四是盲目西化,望文生义。中医理论有自身特定的概念和含义,英译时应兼顾到这一点,切忌将风马牛不相及的概念和不同含义的表达作硬性搭配,否则,译文的结果就会是"中不中,洋不洋"。如把"养心"译成"heartsease"(内心平静),把"肾亏"译成"the loss of one's kidney"(失去肾脏),等等,让人哭笑不得。

第三,如何有效地进行中医外宣翻译。译还是不译,究竟怎么译? 各方意见不一,但争论所透露的共同信息则是:中医应该走向世界,而中医外宣翻译是其中不可或缺的一环。造成中医英译混乱的原因很多,有理解方面的,也有选词方面的,有中医语言自身不规范的问题,也有译者自身知识结构欠缺的问题。而外宣资料中所暴露出来的中医翻译方面的问题,仅为冰山一角。

有鉴于此,高芸老师的专著涵盖了中医外宣翻译理论和教学研究两大部分内容。翻译理论研究主要基于平行文本语料库,从宏阔的非语言因素视角深入分析平行文本特征差异形成的原因,以及采取多元化翻译策略的必然性;翻译教学研究旨在探索构建以变通翻译能力培养为导向的中医外宣翻译教学模式,并以代表性文本为例设计、实施案例翻译教学,进而进行效果评估。

本人从事外宣翻译教学实践和理论研究多年,感触良多。中医外宣翻译是讲好中国故事、传播好中国声音的重要组成部分,既要承担"对外宣传"任务,又要兼顾翻译的科学性,所以是对中医译者综合素养的一大考验。中医外宣翻译的推进需要大量的中译英领域的人才,完全依赖外国译者在理论和实践上恐失于偏颇,中国本土译者应该发挥越来越大的作用。"本土化"是近年来译学界"炒"得比较热门的话题,触及跨文化交流和对外译介的基本规律,是一种文化进行跨语言、跨民族交流时必然经历的一个过程,同时也是一个行之有效的重要策略,对于讨论中国文化的对外译介具有现实意义,中医外宣翻译也不例外。

　　本人有幸在本书出版之前通读全书,读后眼界大开,受益良多,谨诚恳地向读者推荐这部佳作。衷心祝愿高芸老师再接再厉,开拓创新,在中医外宣翻译教学与研究上再创辉煌。

　　是为序。

上海外国语大学　　**张健**

教授、博士生导师

2022 年 12 月 12 日

前　　言

　　2017年1月,全国中医药工作会议上首次提出将"中医药文化发展"上升为国家战略,同年7月,《中医药法》正式颁布。中医药文化已成为中国文化国际化的重要标志,通过中医药跨文化传播,推动中医药文化"天人合一""整体观念""辨证施治""医乃仁术"等核心价值观在世界范围内得到认知、认同,乃至推广,从而让中医药走向世界,对构建和提升我国文化形象以及软实力有着明显的促进作用。然而,由于中医药文化具有民族独特的精神内涵和气质,难以被国外受众理解和接受(乔宁宁、张宗明,2016:542)。尤其在西方主流医学占据了话语霸权地位的大环境下,一些有关中医药的负面言论通过舆论媒介的传播,已经对我国的国家文化形象的构建构成了挑战和威胁。这些障碍的产生,除了意识形态的因素外,很重要的一个原因是大多数西方人不熟悉中国的语言、文化、历史和现状,因此,全面、客观、真实地向世界介绍中医药文化,是一项长期而艰巨的工作。

　　作为一种重要的跨文化实践,对外翻译在中国文化形象构建中的作用不容忽视。黄友义早在2007年首届"中译外——中国走向世界之路"高层论坛开幕式上就指出,"中译外首先是一个战略性问题,用外语对外介绍中国,绝不仅仅是纯粹性的、业务性的工作,而是关系到中国的国际形象的大事"(转引自卢小军,2015:62)。随着国家实施文化外译战略,对外翻译"不仅需要研究传统的以语言作为表达媒介的翻译,更要关注作为国家形象建构之载体的跨文化的翻译和阐述"(王宁,2018:6)。中医外宣翻译对讲好中医药文化故事,推动中医药文化走出去,树立正面、全面的中国文化形象起着重要的作用。如何加强中医外宣翻译研究,采用海外读者乐于接受的方式、易于理解的语言,提升译文传播力,讲好中医药文化故事,呈现出博大精深、与时俱进、致力于全球人类健康发展的中医药文化,塑造出具有亲切感、感召力的国家形象,已经成为中医翻译实践者和研究者亟待解决的一个重要课题。

当前,"一带一路"建设构想为中医文化走出去提供了良好机遇,也对中医翻译人才的培养提出了更高的要求。在新时代,翻译教育事业要继续服务改革开放,更加注重服务经济和文化走出去,服务中国参与全球治理和构建中国国际话语体系(黄友义,2018:5)。中医翻译硕士作为服务于社会、经济、文化领域的中医药专业翻译人才,为担负起中医文化海外传播的责任,应具备中国文化自觉和文化自信,具有全球视野与国际化服务能力(余环、邓凌云,2019:40),能够用海外读者所能听懂、读懂的语言对外讲好中医文化故事,诠释新时代语境下的中医文化形象(高芸,2020:65)。为此,一个优秀的中医药译者不仅需要精通两种语言,还要了解与这两种不同语言密不可分的两种不同的文化,具备"融通中外的叙事能力"(任文,2018:95),能够以目标语读者为取向,迎合目标语读者的信息需求、知识文化背景、思维方式和阅读习惯,借鉴目标语同类文本规范,根据翻译任务和具体情境对翻译策略做出灵活、合理的选择,产出符合行业规范、能被读者所接受的译文。这就要求中医翻译教学在将"信达雅"与"完整、准确、忠实"视为重要的翻译标准的同时,增强学生灵活取舍、提高文本可读性的意识,提升学生从文本层面进行改译、节译、编译的变通翻译能力。

面对以上问题和挑战,笔者着手对中医外宣翻译理论和教学实践进行较为系统的梳理和研究,尝试以中医外宣翻译代表性文本为例,探究社会历史和文化语境、意识形态、目标读者、翻译目的、文本功能等超文本因素对翻译策略的影响,阐述采取多元化翻译策略对提升译文传播力,塑造正向、全面中医药文化形象的必要性,并以德国功能学派翻译理论为先导,以平行文本语料库为依托,以翻译策略为主干,以翻译任务为教学手段,构建中医外宣翻译教学模式并开展教学行动研究。本书既是专著,可供中医药翻译学者和研究人员参考,也可作为教材,适合开设中医外语(翻译)或翻译硕士点的翻译教师和硕士生使用。本书秉持注重翻译过程和学生为中心的理念,提供了丰富的真实译例和翔实的译文分析,每个章节(除第一章绪论和第十章结语外)配有讨论与思考题。第八章教学案例部分还提供了随堂翻译练习、课后小组翻译任务以及思考题,以供教师和学生选择使用。

2020 年伊始,一场突如其来的疫情以始料未及的速度肆虐全球,中医药在中国以及世界的疫情防控中发挥了重要作用,疫情时代也对中医药的对外传播和翻译人才培养提出了新的挑战和机遇。如何在新的时代背景下,契合当代社会、历史和文化的特征和需求,创新发展中医药翻译理论和实践,大力加强中医药文化的国际传播和翻译人才的培养力度,有待于中医药译界的有识之士进一步深入研究。

高　芸

写于 2023 年 2 月 1 日

目　录

第一章

绪　论

一、国内外研究现状与不足

1. 国内外研究现状

从传播学的角度对中医翻译进行研究是近十年的事。根据王银泉等人（王银泉、周义斌、周冬梅，2014：110）对 208 篇中医翻译文献的详细分析和分类研究，发现我国自 1981 年至 2010 年之间的相关研究主要应用了归化与异化理论、语言国情学等翻译学理论和语言学理论。葛校琴（2009：26-29）最早在中医翻译中引入国际传播学理论，指出为提升中医药文化的国际传播和受众接受度，需要选择恰当的传播形式和内容，不仅要推进倾向于源语中心的"原型翻译法"，更要拓展倾向于译语与译语文化，面向受众、重在效果的"边缘翻译法"。前者主要用于中医药专著和典籍的翻译，专有名词和术语的翻译等等，这类翻译作品的受众有限，主要是一些从事中医药研究的学生和专业人士；后者主要适用于中医药专著、典籍之外文本的翻译，是目前中医药的国际传播需要加强和推进的方法。葛校琴划分的两种翻译方法对当前翻译研究仍有借鉴意义。

近十几年来，中医药译界加大从国际交流与传播的角度进行中医药专著和典籍的翻译研究力度，如王彬（2016：110-113）针对"译学界关于中医走出去的研究虽然硕果累累，但对如何建构译作传播力的探讨尚未之见"，以《针灸二赋译注》为研究对象，探讨了中医歌赋翻译中传播力建构的缘起，从文本内音韵美、形式美的再现和超文本的评注、图表、附录等形式的副文本方面归纳了其传播力的建构路径。王彬（2017：102-106）又以世界首部法医学著作《洗冤集录》的英译为对象，从深化、浅化和删减三方面探讨了译者的中医药文化过滤策略，以及该策略对中医翻译和中医药文化海外传播的积极作用。译界逐步认识到,为加强中医药专著和典籍的传播效果,译文不能完全以源语为中心,而需考虑目标受众、翻译目的、意识形态等非语言因素,并探索德国功能主义目的论、关联法、生态法等翻译方法对中医药文化国际传播研究的适用性。于洋等研究人员提出,如果译者不了解其译文受众、翻译目的以及翻译功能,翻译效果往往无法令人满意(于洋、高峰、尹雪梅,2017:1467-1470)。殷丽(2017:33-42)针对中医药典籍国内译本在海外接受度的研究明显不足的现状,从海外图书馆馆藏情况、海外权威期刊上发表的异域同行专家书评,及亚马逊网站上海外普通读者评论这三个方面,对大中华文库《黄帝内经》英译本在英美国家的接受现状进行了调查,并提出建议。李振(2017:2888-2290)将权力话语理论引入《本草纲目》的英译研究,以"有助于译者明确翻译策略,在更加广阔的国际背景框架内阐释译文的合理性"。

近年来,中医翻译研究与实践者开始关注中医药专著、典籍之外其他类型文本的翻译。其中中医药说明书是研究较多的文本类型,欧阳利锋(2002:17-20),罗海燕、邓海静(2012:1509-1511),肖琼(2014:100-103),宋晓璐、王林(2016:757-759),李柯、夏娟(2017:132-135),陈晓倩、夏娟(2017:79-82),周文婕(2018:32-36),涂雯(2018:15-61)等学者与专家从中医药说明书的功能、目的等要素出发探讨英译策略与方法。也有少量关于中医医疗机构公示语英译的研究,如丁扬、孔祥国(2015:103-106)结合北京市地方标准,总结和分析了现阶段北京市中医医院标识语英译在词汇、语法、文化因素等方面存在的主要问题及其成因,进而从翻译和管理的角度提出相关对策。周锋、陈立群、赵心怡(2017:144-145)采取了目的论的视角,对中医医院公示语翻译的规范化进行了研究。王畅、杨玉晨(2018:39-43)采用了生态翻译学研究视角,宏观地讨论了中医医院公示语翻译过程中影响因子的相互关系,并在此基础上提出了中医院公示语英译的原则。李晶、李优(2016:577-581)则通过分析《纽约时报》刊载的中医药报道得出结论:中医药报道数量总体呈上升趋势,媒体形象总体略偏向正面,为塑造中医良好的媒体形象,仍需加强中医药的对外传播。

与国内翻译研究相比,国外译论非常注重对社会文化语境、文本功能等非语言因素的研究。西方语篇翻译学将研究视野从语言形式扩大到语言体系以外的各种制约因素,注重情景语境、文化语境及意识形态对文体或语言形式变异的决定性影响,其中语场、语旨、语式这三个情景语境因素(语域变体)最为重要,深刻影响着语言的使用,语域的考量贯穿于语篇翻译的整个转化层次和过程(黄忠廉、孙瑶,2017:202)。德国功能主义翻译理论代表人物克里斯蒂安妮·诺德(Christiane Nord)从文本功能的视角具体指明了翻译的主导方向和变通翻译的过程(详见第二章第二节)。20世纪80年代以来,西方翻译理论主要把语言形式变译的现象放在操纵论、文化学派、叙事学等不同的理论下考察,关注文化立场、意识形态及权力角度下的翻译研究,但其缺乏语言层面描写性研究,"的确有完全不考虑翻译中语言层面问题的倾向"(司显柱,2004:54),而这一点对于中国语言环境下的翻译研究而言是不可或缺的。

与中医翻译的理论研究相比,中医翻译的教学研究并不多见,主要以中医翻译能力、中医翻译人才培养的理论探索为主,实证研究较少。周恩(2017:84-125)构建了由汉英双语语言能力、翻译专业知识、中医主题与跨文化交际能力、信息通信技术能力、中医术语能力、策略能力以及翻译服务能力构成的中医翻译能力模型;余静(2016:30-31)针对中医翻译人才行业知识匮乏、翻译经验不足、文化沟通能力欠缺等问题,提出以市场为导向的中医翻译人才产学研合作教育模式;刘露(2018:1994-1996)提出应构建包含七大要素在内的中医翻译能力体系,并从教学目标、课程设置、教学方法、师资培养等方面论述了以发展中医翻译能力为核心的教学策略。

2. 以往研究的不足

中医翻译的跨文化传播研究虽然取得了进展,但在翻译理论和教学研究方面尚存不足。首先,翻译理论研究以中医药典籍为主,虽也零星出现过中医药说明书、中医院公示语等其他文本类型的翻译策略研究,但文本类型尚不丰富,总体数量不多。其次,以往的文本分析以传统语言层面的转换分析为主,研究视角不够广阔。为再现与建构一种跨国家、跨语言、跨文化的中医药文化,需要进一步将语言层面的分析和非语言层面的分析相结合,加强社会历史与文化语境、意识形态、目标受众等非语言因素研究。在研究方法上,文本分析研究多采取定性分析,学者往往以个人感受为研究基础,缺乏基于语料分析的定量研究。

以往的中医翻译教学研究很少触及变通翻译能力的培养,相关的实践研究更为少见。当前,随着中医药出口贸易和服务节奏加快,现实中大量的中医药汉译英文字材料是科研论文、产品说明书、宣传资料、旅游资料等应用文本,而传统的中医翻译教学以中医药术语和典籍文献为重点，对其他文本较少关注，甚至没有区分不同文本类型的翻译理论和策略。教学和实际的脱节难免造成学习者难以学以致用，不能很好地完成各类应用型的翻译任务，不利于中医药文化的对外传播。

上述局限为本研究的开展提供了良好契机，为更好传播中医药文化、诠释中医药的国际文化形象，亟须在汲取中医翻译研究成果基础上借鉴国内外相关译论，拓展中医翻译的研究文本类型，深入研究社会历史及文化语境、目标受众、文本功能等非语言因素对制定翻译策略的制约作用，以及中医外宣翻译采取多元化翻译策略的必然性，并加快将变通翻译能力培养纳入中医翻译教学体系的步伐，以满足提升中医翻译的对外传播效果、培养中医药高级应用翻译人才的迫切需要。

二、研究内容、意义与创新之处

1. 研究内容

本研究包括中医外宣翻译理论和教学研究两大部分内容，翻译理论研究主要基于平行文本语料库，从宏阔的非语言因素视角深入分析源语（汉语）和目的语（英语）文本特征与差异形成的原因，以及采取多元化翻译策略的必要性；翻译教学研究旨在探索构建以变通翻译能力培养为导向的中医外宣翻译教学模式，并以中医外宣翻译代表性文本为例设计、实施翻译案例教学，从而进行教学效果评估。

1) 平行文本语料库构建

基于德国功能翻译理论细分中医外宣翻译文本类型，选择中医药科研论文、政府文书、中医典籍、新闻文本、企事业单位宣传资料，以及中成药说明书、中医院公示语等代表性文本，通过文本电子扫描、互联网下载、网上数字图书馆检索以及人工录入等途径，收集、整理文本平行度高、功能和体裁一致的汉英文本，构建中医外宣翻译汉英平行文本语料库。

2) 平行文本对比分析

运用定量与定性相结合的方法对比分析汉英平行文本语料的文本特征，归纳汉、英两种语言中，发挥同一功能的文本类型在话语、语篇、段落、词语表达方式与习惯方面的差异。同时，这些体现在文本层面的差异还需和非语言因素分析相结合,才能够挖掘其产生的原因,进而明确译文所存在的问题,帮助学生清楚地认识到在目标语意识形态、目标受众的信息需求与价值观、翻译目的等非语言因素的制约和协调下,译者应选择适当的翻译策略,灵活采用全译、改译、编译等多元化翻译策略进行调整,产生易于目标受众接受、顺应时代需求、有助于提升中医药文化形象的译文。

3) 中医外宣翻译教学行动研究

按照 ITDEM 教学行动研究路径开展中医外宣翻译教学反思性实证研究。首先是识别问题领域(identifying a problem),选择国内六所设立中医外语(翻译)与翻译硕士点的中医药院校开展问卷调查;在思考解决方案(thinking of ways)环节,针对调查问卷反映的问题构建以德国功能学派翻译理论为先导,以平行文本语料库为依托,以翻译策略为主干,以"自上而下"为文本分析路径,以翻译任务为教学手段的中医外宣翻译教学模式,并实施翻译案例教学(doing it);在评价方案(evaluating findings)环节,运用调查问卷和访谈、学生翻译测试、学习者电子翻译档案等手段评估中医外宣翻译的教学效果,发现教学中存在的问题,并改进教学实践(modifying practice)。

4) 中医外宣翻译案例教学设计和实施

选择有代表性的中医外宣翻译文本类型,以语篇为翻译单位,按照"自上而下"的路径开展文本分析。首先,以发挥相同或类似功能的英语文本为参照文本,对比分析汉英平行文本语篇的特征与差异,并基于对翻译目的、文本功能、目标受众、交际场合等因素的分析,对语篇层面进行整体改编或局部改编;其次,重构译文语篇脉络,确保译文符合目的语文化的文本连贯机制与特点,尽可能体现原文相关因素及互联关系;最后,从微观层面对比分析汉英平行文本的语言结构和表达差异,探讨采取归化或异化、浅化或深化等翻译策略,并进行翻译调整。

2. 研究意义

1) 助推中医药文化走出去,服务国家发展战略

随着"一带一路"倡议不断推进,以及《中国的中医》白皮书和《中华人民共和国中医法》相继颁布,尤其中医在新冠疫情防控中的重要价值倍受世人瞩目,亟须向世界全面、系统、科学地介绍中医的贡献和成就,讲好"中医故事"。研究如何用海外读者易于接受的话语方式与表达形式讲好中医药文化故事,能够直接推动中医翻译质量和传播力的提升,对于塑造正面、立体、全面的中医药文化海

外形象,增强中医药的国际话语权具有积极作用。当前,随着中医药出口贸易与服务进程的逐步加快,中医药汉英翻译文本类型增多,翻译的标准和策略也呈现多元化的倾向,开展多类型文本英译研究是加强新时代语境下中医翻译传播力,服务国家战略的迫切需求。

2) 丰富中医翻译研究范畴,完善中医译学话语体系

本研究涉及传播学、语言学、翻译学、社会学等多学科领域,跨学科研究有助于丰富中医翻译研究范畴,加深对中医翻译问题的理论认知。基于中医外宣翻译平行文本语料库,探究不同类型文本的多元化翻译策略,对于丰富中医翻译策略和方法研究,完善中医译学话语体系具有一定的理论和实践意义。

3) 满足中医药对外传播和翻译市场对中医翻译人才综合能力和素养的要求

讲好"中医故事"对培养具有国际视野的复合型、应用型高端中医翻译人才提出了迫切要求。本研究较为全面地覆盖了中医应用翻译文本类型,通过揭示成功译文采用的多元化翻译策略并实施中医外宣翻译教学实践,帮助译者根据文本功能和具体翻译任务进行灵活翻译,产出符合行业规范的译文,从而促进译者变通翻译能力的培养。学生的自主学习、沟通合作和创新能力,政治、文化和职业素养在翻译任务教学和实践中也将得到一定程度的提高,从而更好地满足中医药海外传播和翻译市场对译者综合能力和素养的要求。

3. 创新之处

在研究领域上,本研究首次将传播学、语言学、翻译学、社会学等多学科的研究成果应用于中医外宣翻译理论和教学实践研究,探索多元化翻译策略的理论基础和教学实践,从而开辟了中医翻译理论和教学研究的新领域。

在研究内容上,深入开展中医汉英翻译文本对比分析,不仅涵盖多样化的中医外宣翻译文本类型,还深入探究非语言因素对翻译策略选择的制约作用。本研究也首次尝试以培养中医变通翻译能力为目的设计、实施翻译案例教学。

在研究方法上,本研究构建了中医外宣翻译平行文本语料库,并将语料库运用于中医外宣翻译理论和教学研究全过程。基于平行文本语料库,定性、定量分析相结合的实证研究是对中医翻译理论和教学研究方法的大胆尝试。

在研究成果上,从对外传播的视角对中医翻译进行研究的成果尚不多见,本研究产生的专著、论文、平行文本库是对以往中医翻译研究成果的补充和丰富,

对中医外宣翻译理论和教学研究发展，以及中医外宣翻译人才的培养将发挥积极的推动作用。

三、研究思路、方法与本书结构

1. 研究思路

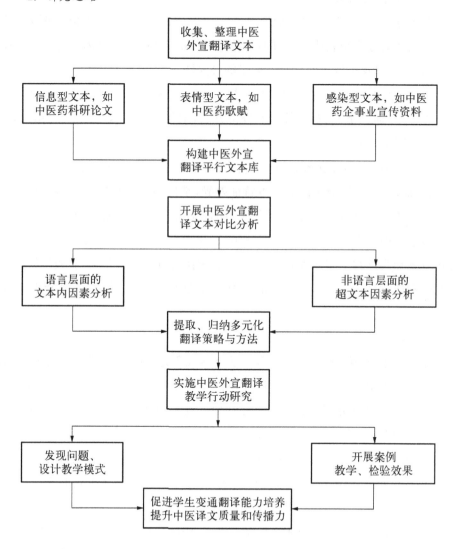

2. 研究方法

文献分析法：通过收集、梳理中医翻译、外宣翻译、对外传播和翻译教学等领域的文献资料，了解、把握中医外宣翻译研究现状，为构建本课题的研究框架打下坚实的基础。

语料库法：汉英平行文本语料库旨在充分描写中医外宣翻译这一具体翻译领域，收集的汉英各类文本需平行度高，具有代表性和可比性，即文本的功能、体裁必须一致，而内容不必一一对应，加工的文本只需在篇章层面对齐。语料库法运用于中医外宣翻译理论和教学研究的全过程。

对比分析法：通过对比分析汉英平行文本，归纳体裁和功能相似的汉英文本类型在话语方式与表达习惯方面的差异，并深入分析非语言因素对翻译策略选择的影响，以及采取多元化翻译策略的必要性。

定性、定量分析法：基于语料分析技术实施定量分析，直观呈现汉英文本的特征差异，并通过举例、描述等定性分析方法，阐释这些文本特征差异及其形成的非语言因素原因。

案例教学法：以中医外宣翻译代表性文本为例实施案例教学，引导学生通过"自上而下"的方法分析汉英文本特征差异，掌握不同类型文本的多元化翻译策略和方法，提升根据译文预期功能和目的灵活采取翻译策略的能力。

教学行动研究法：通过识别问题领域、思考解决方案、实施课堂翻译教学、评价方案和改进教学实践等五个环节，实施中医外宣翻译教学，检验教学模式的可行性和教学效果，并针对存在的问题和不足采取相应措施，不断提升教学效果。

3. 本书结构

全书共十章，第一章为绪论，第二章至第六章为中医外宣翻译理论研究，第七至第九章为中医外宣翻译教学研究，第十章为结语。第一章对国内外研究现状和不足之处进行分析，阐述本研究的内容、意义和创新之处，并介绍本研究的思路、方法和本书结构。第二章概述中医外宣翻译的定义和概念，着重说明中医外宣翻译不同于传统中医翻译的五个主要特点，并运用德国功能学派翻译理论的文本类型理论、目的论和文本分析模式，构建中医外宣翻译研究框架，为下面章节的研究奠定较为坚实的理论基础。

第三章到第六章分别以中医典籍与专著、中医药科研论文、政府文书、新闻、中医院公示语和企事业单位网页简介等代表性文本为例，实施中医外宣翻译文本分析，即通过定量与定性分析相结合的方法，提取、归纳汉英两种语言中发挥同一功能的文本类型中存在的文本特征差异，并对差异产生的社会历史文化语境、受众意识、意识形态或文本功能等非语言因素进行深入分析,在此基础上对翻译调整提出建议。其中,第三章从社会历史和文化的视角,对中医典籍英译与英文专著进行研究,探究译写者如何顺应社会历史与文化语境,在保持中医医学与文化内涵的前提下,灵活进行归化或异化翻译,以推动中医文化的对外传播;第四章从受众意识的角度考查中医药科研论文和中医药政府文书英译,研究如何按照西方受众预期的方式对译文的语篇互动和修辞方式进行调整;第五章以新闻消息与新闻评论为研究对象,探究在意识形态的影响下如何运用编译策略,更有针对性地改善中医药新闻话语传播的内容和方式,塑造客观、全面、立体的中医药国际形象;第六章聚焦中医药应用文本,从文本功能的视角考查中医药企事业单位宣传资料,以及中医院公示语英译在实现译文预期功能方面存在的翻译问题,并提出翻译调整建议。

第七、八、九章探讨中医外宣翻译教学实践,其中,第七章根据对国内中医药院校的调查研究结果,说明当前高校在培养学生变通翻译能力方面的现状,并根据存在的问题构建以平行文本语料库为依托,以翻译策略为主干,以"自上而下"的方法为文本分析路径,以翻译任务法为教学手段的中医外宣翻译教学模式;第八章具体阐述中医药科研论文、中医药科普读物、中成药说明书和网页宣传资料四种文本的翻译教学案例,引导学生基于平行文本对比分析,熟悉、了解并借鉴英文文本行业规范,运用目标受众熟悉的话语方式和表达方式,从篇章、段落和语句三个层面"自上而下"对原文的结构和内容进行调整、改译,甚至重写,最终实现译文预期功能和交际目的;第九章对持续一学期的中医外宣翻译教学实践效果进行评估,根据调查结果提出改进措施。第十章对全书内容进行总结,反思本研究的局限和不足之处,并提出下一步研究建议和展望。

本书最后提供了每个章节作为译例出现的汉英平行文本语料的原文、原译或改译,同时附上部分讨论、思考题和翻译实践部分的答案和分析(扫描以下二维码查看),供本书使用者参考。

第二章

中医外宣翻译概述与研究框架

本章在介绍中医外宣翻译概念和主要文本类型的基础上，厘清中医外宣翻译不同于传统中医翻译的特征，并基于德国功能翻译理论对中医外宣翻译研究的现实指导意义，构建中医外宣翻译的研究框架，为后面章节的中医外宣翻译文本分析以及教学实践研究奠定理论基础。

第一节　中医外宣翻译定义与特征

一、中医外宣翻译定义和资料

外宣翻译(C-E Translation for China's Global Communication)是对国际交流与传播在翻译方面活动的统称，是在当前全球化背景下，以让世界了解中国为目的、以汉语为信息源、以英语等外国语为信息载体、以各种媒体为渠道、以外国民众(包括境内的各类外籍人士)为对象的交际活动(张健，2013：19)。中医外宣翻译，顾名思义，就是将有关中医药的信息通过各种途径对外传播，使外国人了解中医、接受中医，从而让中医药走向世界(罗海燕、邓海静，2017：567)。

外宣翻译资料有广义和狭义之分，广义的外宣翻译包括除文学翻译之外的所有应用文体的翻译。狭义的外宣翻译主要包括五类文本的翻译：政治文献资料翻译、新闻文本翻译、公示语翻译、信息资料翻译以及汉语典籍翻译(卢小军，2015：10)。本研究采用广义的外宣翻译资料概念，即和中医药相关的所有应用文本,如典籍文献、政府文书、新闻文本、科研论文、医院公示语、宣传资料、说明书、商务广告等均是研究对象。随着世界经济的发展和商业化程度的进一步提高,应用翻译所占比例将有增无减(李长栓,2004:20),采取广义的外宣翻译资料概念有助于更好地满足市场对此类人才的巨大需求。

二、中医外宣翻译特征

和传统中医翻译相比,中医外宣翻译研究的文本类型更为广泛,在翻译方向、翻译目的、目标受众、翻译策略等方面的特征更加鲜明,值得我们深入了解和研究。

1. 中医外宣翻译属于译出行为

译出与译入是方向相反的翻译行为,如中医典籍翻译对于西方译者而言是译入行为,而对于中国译者而言是译出行为。随着"文化走出去"和"一带一路"倡议的实施,中医药文化外译正在成为翻译的重要内容。中医外宣翻译通过中医药典籍、新闻文本、政府文书等文本种类的英译,正成为讲述中医故事、传播中医药文化、展示中医药形象的重要路径。同时,近年来我国正逐步加快中医药国际化的进程,越来越多的中医药产品和服务产业跨出国门,争取国际市场的承认和认可,由此产生大量中医药应用翻译译出任务,如企事业单位宣传资料、中药说明书、外贸函电等等。谢天振教授(2019:100-101)指出,译出与译入不仅方向不同,两者在翻译标准和策略上也存在实质性差异。在当今西方文化仍占据强势地位的世界文化格局下,为增强译文在国外的接受度,译出行为的译者不仅要译得忠实、准确、流畅,更要关注制约和影响翻译活动成败得失的相关因素,包括目标读者的阅读习惯、审美情趣,目的语国家的意识形态、诗学观念等。

2. 中医外宣翻译注重目的性和传播效果

中医外宣翻译具有明确的目的性,即推动中医药文化在海外广泛传播,深化世界对中医药文化的了解,树立正向、全面的中医药文化形象,从而助推中国良好国际形象的树立。为此,中医外宣翻译十分注重传播效果。传播效果指"信息到达目的地后引起的各种反应"(张健,2008:24),张健教授指出,"翻译是一个很专业的领域,判断一个译者是否合格、优秀,不能仅仅局限于语言文字转换的层面上,标尺之一还有他翻译的作品是否符合行业规范,是否被读者所接受,是否达到预期目的,能否在跨文化语境中得以有效传播,并产生应有的影响。否则,语言文字转换得再好也不能算是成功的翻译。"(张健,2013:Ⅶ)可以说,中医外宣翻译的传播效果是翻译成功与否的关键所在,如果传播出去的信息不被国外受众所接受,或者效果不佳,中医外宣翻译就失去了传播意义。由于社会制度、文化背景和意识形态的不同,国内外话语体系存在一定的差异。在全球化背景下,为加强中医外宣翻译的传播效果,让国际社会更易于理解和接受中医药文化的核心价值观概念与表述,译者要有说"全球话"的思维,使其对接国外惯用的话语体系、表达方式,按照目标受众的信息需求和阅读习惯进行信息的转换,突出翻译的交际性特征,帮助他们明确无误地理解和获得译文所传递的信息要旨。

3. 中医外宣翻译强调受众内外有别

受众是翻译行为关注的焦点,原因很简单:在现实生活中,翻译的根本是影响受众,翻译目的的实现有赖于受众,有赖于受众对译者和翻译话语的认同、信奉和在此基础上改变态度或采取行动(陈小慰,2012:94)。从外宣翻译的角度而言,受众意识可以理解为译者在外宣翻译的过程中以关注、认识和了解目标受众为指导,进行自己的实践活动的意识(卢小军,2015:97)。外宣翻译十分强调国内外受众的不同。国内资深记者和翻译家基于多年翻译经验和跨文化交流实践,总结出的"外宣三贴近"原则对中医外宣翻译具有指导意义,即为了使外宣取得预期效果,中国的国际交际活动必须贴近中国的实际发展阶段,交际活动内容必须贴近目标受众想了解中国的信息需求,外宣翻译文本必须贴近目标语文化的惯例和规范(黄友义,2004:27-28)。

国内外受众由于生活在不同的地理、社会、语言和文化环境中,对信息内容的兴趣、需求各不相同。外宣翻译首先要贴近目标受众想了解中国的信息需求。在了解外国受众需求的时候,必须明确目标受众是谁,他们的知识背景如何。前任国务院新闻办公室主任、现任中国人民大学新闻学院院长赵启正认为,一定要把外国受众对中国的理解假设为一个外国中学毕业生的水平,万万不能假设为一个专家的水平,否则会把我们的书写得太深奥、太晦涩,这样写成中文都未必能吸引很多中国读者,更不用说翻译成外文对外国读者了(贾树枚,2018:163)。其次,贴近外国受众的思维习惯。对外宣传不只是语言和文字的翻译,而且是文化和思想的翻译。为达到预期的对外传播效果,外宣翻译需从目标受众的角度出发,充分研究国外受众的文化惯例和规范,提供给他们内容和形式都十分地道的外文翻译。如果在对外宣传中不注意"内外有别",直接套用对内宣传的内容和形式,轻者贻笑大方,重者可能影响甚至有损国家形象。中医翻译译者只有注重受众内外有别,跨越时间差、地域差、语言差和文化差,从目标受众的角度出发,才能更好地对外传播中医药知识与文化。

4. 中医外宣翻译采取多元化的翻译策略

翻译界长久以来以"信、达、雅"作为翻译的基准,即注重并追求"完整准确""忠实原文""语言优美"等。与此相类似的表达还有"形似神似""案本求信""译作如著"等,都对中医传统翻译实践起着一定的指导作用。传统的翻译标准已不完全适合新时代语境对外宣翻译的要求。翻译从来不是一种"机械性的工作",而是一种"创造性的工作"(爱泼斯坦、林戊荪、沈苏儒,2000:3)。外宣翻译资深专家段连城(2004:176-177)曾最早提出,在翻译一般性对外宣传材料(非官方文件)时,应允许译者对材料的中文原稿进行适当加工。加工策略包括增加背景信息,帮助目标读者充分了解翻译内涵;避免陈词滥调和空洞的字面翻译,采用符合目标受众文化规范的恰当的语言,提供字面翻译背后的信息;根据目标读者文化的规范和惯例重新调整译文的文本布局,例如句子排序,甚至是段落排序。张健(2013:20)指出外宣译者必须有意识地根据译文读者的特殊要求,采用编译、改写等"变通"手法,改变源语文本的内容和结构,乃至风格,以方便目的语读者接受,使目的语文本更通顺、更清楚、更直接,更好地实现交际目的。曾剑平(2018:243)提出在语篇翻译中,需从平行文本角度出发,以翻译功能理论、文本类型理论和变译理论为指导,针对不同的外宣翻译文本,采用全译、调整和改写翻译策略,以符合译文读者的思维方式和目标语的行文习惯。

中医外宣翻译采取多元化的翻译策略是提升译文传播力的必然要求。多元化的翻译策略不仅包括全译,还包括节译、改译、编译、译写等等。全译通常是逐段将全文译完,不得故意遗漏(方梦之、毛忠明,2018:44),许多中医典籍文献、歌赋均采取全译。但对中医外宣翻译而言,全译不是主要的翻译方式,节译、改译、编译、译写等形式更加普遍。节译指有选择地翻译全文的一部分或大部分,译者选择全文的主要信息,删去枝节,或者选择读者感兴趣的信息,如美国学者爱尔萨·威斯(Ilza Veith)女士为了从医史的角度帮助西方了解《黄帝内经·素问》的概貌,翻译了这部中医典籍的前34章。改译是为了达到预期目的,在翻译时对原文内容作一定程度的改变,对小到词语,大到语段等形式作重大调整,以适应译入语国家或读者的政治语境、文化背景或技术规范(方梦之、毛忠明,2018:49),如中医药应用文本的改译主要是出于对尽可能实现文本的信息、感染功能以及预期交际目的、符合文本规范的综合考虑。编译是译者在节译的基础上,为更适合译入语读者的阅读口味和习惯,在不改变原文信息的前提下所做的文字处理(方梦之、毛忠明,2018:51),如中医药新闻英译的编译一方面可以给海外读者带去形式熟悉且易于理解的新闻,另一方面也可以服务于主流意识形态,提升国家形象。

三、讨论与思考

❶ 从传播效果的视角讨论"向文明游客学习"译为"Learn from Civilized Tourists"是否合适,并说明理由。

❷ 以下是《黄帝内经·素问》倪毛信译本中的一段,讨论该译文运用的翻译策略及合理性。

　　岐伯对曰:"上古之人,其知道者,法于阴阳,和于术数,食饮有节,起居有常,不妄作劳,故能形与神俱,而尽终其天年,度百岁乃去。"(《素问·上古天真论篇第一》)

　　Qi Bo replied, "In the past, people practiced the Tao, the Way of Life. They understood the principle of balance, of yin and yang, as represented by the transformation of the energies of the universe. Thus, they formulated practices such as Dao-in, an exercise combining stretching, massaging, and breathing to promote energy flow, and meditation to help maintain and harmonize themselves with the universe. They ate a balanced diet at regular times, arose and retired at regular hours, avoided overstressing their bodies and minds, and refrained from overindulgence of all kinds. They maintained well-being of body and mind; thus, it is not surprising that they lived over one hundred years." (Ni, 1995:2-3)

❸ 结合翻译实践,谈谈你对中医外宣翻译特征的理解。

第二节　中医外宣翻译研究框架

国内外近几十年的翻译研究重点从词语、句子等微观层面向语篇、文本等宏观层面转变，注重翻译理论对语言具体应用的指导作用，其中，由德国功能学派翻译理论的代表人物卡塔琳娜·莱斯（Katharina Reiss）、汉斯·费米尔（Hans J. Vermeer）、克里斯蒂安妮·诺德（Christiane Nord）等学者提出并加以完善的功能翻译理论便是较有影响的理论之一。本节基于德国功能学派翻译理论，构建中医外宣翻译的研究框架，从平行文本语料库、中医外宣翻译文本分析和中医外宣翻译策略三个方面展开探讨。

一、中医外宣翻译平行文本语料库

1. 德国功能学派文本类型理论

德国功能主义翻译理论代表人物莱斯在《翻译批评：潜力与制约》一书中首次引入了功能语言理论，并提出了文本类型与语言功能及翻译策略的关系，强调文本层面的对等，并将语言功能与文本类型及翻译策略联系起来。莱斯（1977/1989：108-109）根据文本的主要功能，将所有文本主要分为三种类型：信息型（informative）、表情型（expressive）和操作型（operative）。她指出，划分文本类型的意义在于文本类型确定总的翻译方法策略（Reiss，1981/2000：126），三种文本类型的语言功能及其与翻译方法的联系如表1所示。之后，德国功能主义翻译理论的另一名代表人物诺德将操作型改称为感染型（appellative），这个称呼在译界接受度更广，故下文采用后者的称呼。莱斯阐述的文本主要功能决定翻译方法的理论，对于分析翻译问题、制定翻译策略具有现实指导意义，"超越了纯语言的层面，超越了纸上的文字及其意义，把视野拓宽到翻译的交际目的"（Munday，2001：76）。

2. 中医外宣翻译文本类型划分与建库

中医外宣翻译文本按照其传递的主要功能可分为三大类：信息型文本，包括中医典籍文献、学术论文与报告、政府文书、教科书、新闻文本等；表情型文本，仅限于中医药文学作品；感染型文本，包括中医药说明书、企事业单位宣传资料、

表1　文本类型的功能特点及其与翻译方法的联系(根据 Munday, 2001: 74)

文本类型	信息型	表情型	操作型
语言功能	表现事物与事实	表达情感与态度	感染文本接受者
语言特点	逻辑的	审美的	对话的
文本焦点	侧重内容	侧重形式	侧重感染作用
译文目的	表达其内容	表现其形式	诱出所期望的反应
翻译方法	平实的语言、简洁明了	仿效、忠实原作	编译、等效

医院公示语、广告等。本研究采用广义的中医外宣翻译资料定义,研究除文学作品之外的所有中医药应用文本,这些文本主要发挥信息和感染两种功能。实际上,由于大多数中医外宣翻译文本兼具信息与感染功能,很难绝对将某一种文本归为信息型或感染型。即使如此,每一种文本预期发挥的功能总是有主有次的,通过归类文本类型,译者可以根据文本主要功能采取适当的翻译策略(张美芳,2013: 6)。以中医典籍为例,有学者将其归为表情型文本,李照国教授早在1997年就提出"薄文重医、依实出华"的中医翻译原则,即译文要摆脱中医语言中文学色彩的影响,实事求是、客观准确(李照国,1997: 16)。为此,将中医典籍文献归为信息型文本较为合适。中医典籍英译注重原文的形式还是内容,很大程度上取决于不同历史文化语境下的翻译目的和目标读者。又如,中成药说明书英译的功能之一是提供给海外消费者药品信息,但同时具有激发海外消费者的购买欲、推动他们最终购买该药品行动的重要功能。为突出说明书的宣传作用,本研究将其归为感染型文本。

为选取适当的翻译策略,译者不仅要分析每种文本功能的普遍性,还要研究同为信息型、表情型或感染型的不同文本的特殊性(方梦之,2017: 5)。同类型文本可以按照语境,从语场(指语言发生的环境,交际的主题也算在内,它可以反映出语言使用者的目的)、语旨(指交际参与者所扮演的角色以及他们之间的关系)、语式(指语言交际的媒介或渠道,可以是专业性的或非专业性的,需要选用不同的言语风格)三个语域变量入手进一步细分。例如,中医药公司、高校和中医医院的网页简介具有不同的交际目的,公司网上简介英译对感染力和亲和力的要求明显高于其他两种文本,因此译者在翻译不同类型企事业单位宣传资料时需要调整翻译策略;中医典籍英译的目标受众在不同的社会历史文化背景下有所不同,译者根据语旨不同,选择归化或异化翻译策略可满足目标受众的信息需求差异,从而更好地实现译文的预期功能;而对于中医药宣传片而言,字幕须随画面出现,停留的时间也有限,所以译者必须采取照顾时间的翻译策略,压缩信息,用词简明,让观众一目了然。

构建中医外宣翻译平行文本语料库要求收集的各类文本具有代表性和可比性,并且尽量有高平行度。平行文本,也称平行语篇,在翻译研究和教学领域中被广泛使用,通常指不同语言中话语单位的源语形态因交际功能相近或相似而具有对比参照价值。对各自原生性语篇展开比较,可以从根本上审视两种语言在同一或类似交际情景下的话语习惯和行为方式,给译者提供有关体裁、文体常规、表达形式、搭配、习惯用语、语域等方面的信息,并在翻译时加以借鉴,有效提高译文的可读性和影响力(陈小慰,2017:1-2)。国际著名词典学家哈特曼(Hartmann,1980:37-40)把平行文本分为三类:A 类为形式上非常一致的译文及原文,在语义上对等,在形式上尽可能多地保留原文的某些特色;B 类为形式上不完全一致,但功能对等的译文及原文,又称为改写对应语料,即同一信息用两种不同的语言来表达所得到的对应语料;C 类为语域对应语料,这类对应语料不再具有语义上的对应性,而只是在语篇的题材风格、使用场合、使用对象等方面具有某种一致性。本研究用于文本分析的中医外宣翻译平行文本,除中医药典籍属 A 类或 B 类外,其他均为 C 类,指具有类似或相同体裁,实施相同功能,而不具有语义对应性的源语(汉语)文本和目标语(英语)文本。

二、中医外宣翻译文本分析

1. 德国功能学派文本分析模式

翻译是将源语文本转换成译语文本的过程,因此翻译离不开文本分析(胡珍铭,王湘玲,2018:79)。诺德从文本功能的视角提出以翻译为导向的文本分析模式,这种模式更加关注原文的特色(杰里米·芒迪,2014:123),可用于对原文中一系列复杂且具有内在相关性的超文本因素及文本内因素进行分析。诺德提出文本是由语言和非语言手段共同实现的动态交际过程,文本分析不仅要分析文本本身,还要分析翻译作为一种社会行为受到的社会制约等因素,文本内因素包括主题、内容、前提、构成、非语言因素(插图、斜体等)、句型结构、词汇和超音段特征等,超文本因素包括文本发送者及其意图、接受者及其期望、文本媒介、文本交际场所和时间、动机等。文本分析过程中,文内因素和超文本因素存在着密切关系,两者相互影响、相互制约(Nord,2005:43-143)。文本接受的情境、社会背景、接受者的知识背景以及交际需求共同决定了读者的文本期待与接受度,并最终决定文本功能。在具体翻译过程中,译者首先要对实现源文功能的各种文本内要素、文本外要素与连贯机制有着清晰的解读,然后将之与目的文本的特定文化情境、功能以及语内连贯机制进行对比,从而确定如何对原文进行适应性变通(ibid.)。

超文本概念及研究方法来自法籍文学理论家杰哈·简奈特(Gérard Genette)。简奈特(Genette,1997:4)认为,研究各种超文本成分,就是研究其各种特征,例如时间的、空间的、具体的、时效的、功能的。根据简奈特所建立的超文本概念框架,某一个超文本成分包括其所处的情景(where)、出现和消失的时间(when)、存在的形式(how)、信息发送者与接收者(from whom to whom)及信息的预定功能(to do what)等等(张美芳,2011:51)。如今,超文本范畴已从纯文学作品拓宽到非文学作品,超文本的定义扩大到文本产生的政治体制、文化环境、经济条件、审查制度等大环境因素,超文本的作用也从对读者施加影响拓展到对文本翻译策略的规范、制约作用。当代国际著名翻译理论家安德烈·勒弗唯尔(Andre Lefevere)将翻译研究与权力、意识形态、赞助人和诗学结合起来。他认为意识形态主要从政治、经济和社会地位方面来限制和引导译者的创作,而诗学形态则是译者进行创作时所处的文化体系的重要组成部分。译者经常不由自主地对原作进行适当的调整,使之符合占统治地位的意识形态和诗学形态(Lefevere,1992:7-8)。赞助人可以是诸如宗教集团、政府部门出版社、大众传媒机构等,也可以是个人势力。它是主流意识形态的代言人,往往集意识形态、经济和社会地位的影响力于一身。在实际的翻译中,最重要的往往不是译者能否产出和原文相似的译文,而是译者能否在迎合赞助人的期望、尊重意识形态规范的同时,完成翻译使命(Lefevere,1992:17)。

诺德明确提出"从上至下"的文本分析和翻译路径。她认为,传统的翻译方法从微观层面的词语分析入手,上升到宏观层面的语篇分析,这种"从下至上"的顺序会过于注重源语文本的结构,而忽略译文的预期交际功能,从而不可避免地导致一系列语用、文化以及语言方面的翻译问题。为解决翻译问题,译者需要首先明确译文预期发挥的交际功能是文献型(展示原文作者与接收者之间进行文化交流的文献,如文学翻译)还是工具型(在目标语文化的交际行为中充当独立的信息传递工具,以实现新的交际目的而不让读者感到陌生,如应用文体翻译),然后在此基础上决定翻译风格。文献型翻译应以源语文化为导向,工具型翻译则以目标语文化为导向,而有关文本的问题可以在较低的语言层面得以解决(Nord,2001:39)。

2. 中医外宣翻译文本分析

诺德的文本分析模式对于实施中医外宣翻译文本分析具有指导意义。为推动中医药文化走出去,中医翻译研究被置于更为广阔的社会历史与文化语境之中,不仅需要关注翻译的内部研究,即从文本到文本的转换,而且还要关注翻译的外部研究,强调意识形态、社会历史、文化规范等因素对翻译活动的影响。通过考查中医翻译文本的内部因素与超文本因素之间相互制约与影响的关系,可以深入了解中医翻译文本英译中存在翻译问题的原因,从而为制定有效的多元化翻译策略与方法提供理论依据。在执行具体中医翻译任务时,译者须在进行详细的文本分析之前,比较翻译委托书对原文和译文的描述,从而找出二者可能存在的差别,再开始分析原文,从而确定翻译的可行性以及为完成翻译任务所必须选择的翻译策略。在执行翻译任务时,须从语用角度出发,以预期的译文功能为最高级别。

三、中医外宣翻译策略

1. 德国功能学派目的论

"目的论"的原文为"Skopos Theory"。"Skopos"为希腊语,意为"动机、目的、功能"。在莱斯的文本类型理论基础上,20世纪70年代,师从莱斯的德国学者费米尔提出了翻译目的论,其核心概念是:决定翻译过程的最主要因素是整体翻译行为的目的。目的论将翻译行为的目的概括为三种:译者的基本目的、目的语环境中译文的交际目的和使用特定翻译策略或翻译程序的目的。在一般情况下,译文的交际目的比另外两个目的更为重要(Vermeer,1989:100)。译者在整个翻译过程中的参照系不应是"对等"翻译理论所注重的原文及其功能,而应是译文在译语文化环境中预期达到的一种或几种交际功能。因此,弄清楚翻译原文的目的以及译文的功能对于译者而言至关重要。在译者选择一定的文本信息来实现一定目的的过程中,译者为实现翻译目的,可以根据具体情境,选择增译、删译、重写等不同的翻译策略。

1991 年,同样师从莱斯的诺德提出了"功能＋忠实"(function plus loyalty)的概念,大大丰富了"目的论"理论。她指出,"目的论"作为一个基本的翻译理论,当它被应用到具体翻译实践中去时,不能离开"忠诚"。所谓"忠诚",应该包括尊重翻译过程发起者、原文作者、源语文化和译文读者。可见,"忠诚"原则一方面限制了某一原文之译文功能的随意扩张,另一方面又增加了译者与有关各方对翻译任务的必要协商。诺德明确提出,译者应在分析原文的基础上,为实现译文预期功能进行必要的调整,包括删减甚至改写,使译文被译语系统所接受,达到与语篇类型和功能相一致,从而为决定处于特定语境的原文中,哪些成分可以保留,哪些可以或必须根据译语语境进行调整甚至改写提供了标准(方梦之、毛忠明,2018：30)。

2. 中医外宣翻译策略

中医外宣翻译具有明确的翻译目的,即提升译文的海外接受度和传播效果,推动中医药文化海外传播,因此"目的论"为制定中医外宣翻译策略提供了理论基础。本研究采用广义的外宣翻译资料概念,即和中医药相关的所有应用文本。应用文本面向现实世界,以传达信息和施加影响为主,具有现实的预期要达到的目的或功能。这就要求译者应以"内容"(信息型文本)或"效果"(感染型文本)为重,确定原语篇的语言特征是否能达到译文预期功能,如有相悖之处,应考虑基于译文读者的接受期望和译文的预期目的,采取得体充分的表达形式进行变通翻译,对原文信息进行适当取舍,或者改变原文的文本形式和风格,使译文语言对译语接收者产生有效的影响力。

四、讨论与思考

❶ 举例说明中医外宣翻译文本分类对选择适当翻译策略的必要性。
❷ 结合翻译实践,讨论"目的论"对中医外宣翻译实践的指导意义与应用。

本章概述了中医外宣翻译的概念和特点,并对中医外宣翻译研究的三个要素进行了探讨。中医外宣翻译是译出行为,以所有和中医药相关的应用文本为研究对象,旨在帮助外国人了解中医、接受中医。为提升译文在国外的接受度和传播效果,译者要有强烈的内外受众有别意识,在翻译过程中,以受众的信息需求、文化背景、知识结构、思维方式为出发点,结合文本类型、翻译目的、社会文化语境等因素,灵活采用节译、改译、编译、译写等多元化翻译策略。基于中医外宣翻译的以上特点,本书以德国功能主义翻译理论为依据构建研究框架,框架的三个要素是平行文本语料库、中医外宣翻译文本分析和中医外宣翻译策略。莱斯的文本分析理论为划分中医外宣翻译文本类型、构建中医药汉语平行文本语料库提供了理论依据;诺德对文本与超文本因素之间相互制约的关系以及"从上至下"文本分析路径的阐述,为中医外宣翻译文本分析提供了可操作的实施方法;"目的论"为制定中医外宣翻译多元化翻译策略与方法奠定了理论基础。

第三章

社会历史和文化语境下中医典籍英译与专著译写

中医典籍和专著是中医药文化对外传播的重要载体,对塑造中医药文化的形象至关重要。本章以《黄帝内经·素问》四个英译本以及英文专著《针对西方读者的中医导读》为例,探讨社会历史和文化等宏观语境对制定中医典籍英译策略和专著写作策略的影响和作用,以及对当代加强中医典籍和专著海外接受度和传播力的启示。

第一节 《黄帝内经》译者主体性的社会话语分析[①]

中医典籍是中国古代哲学思想和文化的瑰宝,是极具传播力的中医药文化载体。《黄帝内经》,简称《内经》,是我国现存最早的较为系统和完整的中医药典籍,其英译研究对于中医典籍的英译研究,以及中医对外交流和传播具有重要的指导意义。传世本《黄帝内经》由《素问》和《灵枢》两部组成,各81篇。《内经》的英译见证了中医药典籍英译事业的历史发展过程(朱剑飞,2015:1161),尤其《素问》是"迄今为止在海外得到译介最多,传播最广的中医经典,是西方世界了解中医药文化和中医理论的一本必读专著"(殷丽,2017:35)。自1925年首篇节译《素问》的论文发表后,截至2015年2月,国内外共出现了15种《内经》的英

---

① 本节选编自《〈黄帝内经〉译者主体性的社会话语分析与启示》(高芸,2022:243-246)。

译版本(杨莉、李昊东、于海兵等,2016:137)。近年来对《内经》的英译研究呈现出跨学科、多视角的趋势(冯文林,2016:982-984),研究者们从语言学、哲学、美学、符号学、生态学等视角对《内经》进行单个或多个译本的研究,并取得了很大的进展。在涉及译者与译者主体性的研究当中,有学者研究译者的知识结构、学术背景,双语能力、读者意识、翻译策略等主观因素对译文的影响,但对译者开展翻译活动的社会历史语境、时代主题、诗学规范等客观因素的研究并不多见。译者主体性的社会话语分析不仅可以深化对不同社会历史与文化语境下的《内经》译本的理解,而且在当前推动中医药文化走出去、进而增强中华文化软实力的时代主题下,对提升中医药典籍的海外传播力,推动中医药文化与中医理论在世界范围内得到更多的认同和普及,进而对构建和提升中医药在世界上的话语权与中国国际文化形象有着明显的促进作用。

一、译者主体性的社会话语分析与平行文本语料构成

1. 译者主体性的社会话语分析

在中医典籍翻译过程中,译者如何在保持中医理论与文化内涵的前提下,译出广为国外受众接受的译文,译者主体性发挥着重要作用。马克思的主体理论认为,人是社会实践的主体,主体性即人作为主体的规定性,既包含主体的主观能动性,又包含主体的客观受动性,是主观能动性与客观受动性的辩证统一。马克思的主体理论为探究译者主体与主体性提供了理论依据(转引自贺爱军,2015:17-29)。译者主体性也应包括译者的主观能动性与客观受动性,前者包括选择拟译文本、解读源文、决定翻译方法与表达方式;后者表现在社会历史语境、时代主题与诗学规范对翻译实践的制约(贺爱军,2015:17-29)。勒弗唯尔指出,任何文学都必须生存在一定的社会、文化环境里,对它的解读与接受始终处于各种约束力之中,尤其是意识形态与诗学因素的影响下(Lefevere,2004:100)。意识形态主要从政治、经济和社会地位方面来限制和引导译者的创作,而诗学形态则是译者进行创作时所处的文化体系的重要组成部分。芒迪认为译本是在诗学规范和语言形式制约下形成的,因此它能显示出行为的规律性(Munday,2010:113)。在此基础上,贺爱军(2015:82)提出翻译研究的社会话语分析框架,即基于文本分析,提炼出译者主体性的文本特征,之后将主体性特征置放在社会历史语境、诗学规范等宏观语境下予以考察,从而达到全面、客观

地解读译者的主体性的目的。本节将基于这种分析框架深入研究不同社会历史与文化语境下的中医典籍英译。

2. 平行文本语料构成

选取的四个《素问》英译本包括美国学者爱尔萨·威斯(Ilza Veith)女士的节译本(以下简称"威译本")、美籍华裔中医师倪毛信(Mao Shing Ni)的编译译本(以下简称"倪译本")、中国学者李照国的汉英对照全译本(以下简称"李译本")以及德国学者文树德(Paul U. Unschuld)的注释译本(以下简称"文译本")。四个译本均在国内外认可度较高,而且时间跨度较大,能体现《素问》英译的历史进程。同时,译者的背景不同,形成的认知观也存在一定差异,译本能够体现较为鲜明的比较意义。由于威译本只有34章,本节基于四个译本的前34章进行对比分析。

二、平行文本对比分析

下例从术语、词组、句子和语篇层面对比分析四个译本的不同文本特征。

[例1] 岐伯对曰:"上古之人,其知道者,法于阴阳,和于术数,食饮有节,起居有常,不妄作劳,故能形与神俱,而尽终其天年,度百岁乃去"。(《素问·上古天真论篇第一》)

威译本:Ch'i Po answered:"In ancient times those people who understood Tao [the way of self-cultivation] patterned themselves upon the Yin and the Yang [the two principles in nature] and they lived in harmony with the arts of divination." "There was temperance in eating and drinking. Their hours of rising and retiring were regular and not disorderly and wild. By these means the ancients kept their bodies united with their souls so as to fulfill their allotted span completely, measuring unto a hundred years before they passed away."(Veith,2002:97)

倪译本:Qi Bo replied,"In the past,people practiced the Tao,the Way of Life. They understood the principle of balance,of yin and yang, as represented by the transformation of the energies of the universe. Thus,they formulated practices such as Dao-in,an exercise combining stretching, massaging, and breathing to promote energy flow, and meditation to help maintain and harmonize themselves with the universe. They ate a balanced diet at regular times, arose and retired at regular hours, avoided overstressing their bodies and minds, and refrained from overindulgence of all kinds. They maintained well-being of body and mind; thus, it is not surprising that they lived over one hundred years."(Ni,1995:2-3)

李译本：Qibo answered,"The sages in ancient times who knew the Dao(the tenets for cultivating health) followed [the rules of] Yin and Yang and adjusted Shushu (the ways to cultivate health). [They were] moderate in eating and drinking, regular in working and resting, avoiding any overstrain . That is why [they could maintain a desirable] harmony between the Shen (mind or spirit) and the body, enjoying good health and a long life."(李照国、刘希茹,2005:3)

文译本：Qi Bo responded:"The people of high antiquity, those who knew the Way, they modeled [their behavior] on yin and yang and they complied with the arts and the calculations. [Their] eating and drinking was moderate. [Their] rising and resting had regularity. They did not tax [themselves] with meaningless work. Hence, they were able to keep physical appearance and spirit together, and to exhaust the years [allotted by] heaven. Their life span exceeded one hundred years before they departed."(Unschuld,2011:30-32)

分析：中医药术语与文化负载词是中医典籍英译的重点和难点。《素问》中的该段原文概括了中医药文化中的养生之道，而《内经》中的养生思想与道家渊源颇深，尤其"法于阴阳，合于术数"即出自道家的天道观：养生法道，道法自然（董岩、程颜，2018：117）。对于"术数"，译者们的翻译差异较大。如威译本采用意译，译为"the arts of divination"；倪译本以"导引术"与"冥想"为例具体说明、解释"术数"，增强了译文的可读性；李译本在拼音"Shushu"后面添加了注解；文译本就直译为"arts and calculations"。词组层面上的文本特征差异从"形与神俱"的英译也可见一斑。威译本的"kept their bodies united with their souls"虽然表达方式比较地道、易于让西方读者接受,但"soul"在体现中医药术语"神"的内涵方面有所欠缺;倪译本的"maintained well-being of body and mind"与文译本的"keep physical appearance and spirit together",均诉诸西方读者习惯的语言表达方式,在基本保留原文文化内涵的基础上,能够引起西方读者的共鸣;李译本直译为"maintain a desirable harmony between the Shen (mind or spirit) and the body",虽然能保留中医药文化的内涵,但西方读者较难理解"a desirable harmony"的确切含义。

在语篇层面,威译本通过增添连接词"By these means"明晰了语句之间的逻辑关系;倪译本增加了两个"thus"表明因果关系,还通过添加"... it is not surprising that..."表明译者态度,拉近与读者的距离。除大量增译之外,倪译本行文相当流畅、简明生动,如"They ate..., arose and retired..., avoided..., and refrained from..."这句通过连用五个动词,描绘出一系列养生行为;李译本简洁明了,逻辑关系明确,符合原文言简意赅的风格,但为了保持典籍原貌,又通过大小括号添加了许多注解,一定程度上影响了全文的流畅度与行文美观;文译本保留了原文形式上的美学特征,在句式结构上通过采用短小的简单句或结构不太复杂的并列句,忠实于原文的精炼对仗,使西方读者能领略到古汉语的独特魅力。

可见,上述四种《素问》英译本的文本特征各具特色。威译本基于译本可接受度,采取归化译法,但有时理解有所偏误;倪译本采用编译,向中医初学者和普通读者传播中医学理论与知识,可读性强;李译本从语言国情学出发,采取异化译法,展现原作原貌;文译本基于注释,再现中医经典原貌,语言表达方式比较符合西方读者的阅读习惯。

三、社会历史语境与诗学规范解读

文本特征的差异固然与译者的双语能力、医学背景、翻译方法、翻译策略等主观因素密不可分,但更需放在当时社会的历史与文化的宏观语境下进行全面、深入的解读。译者经常不由自主地对原作进行适当的调整,使之符合占统治地位的意识形态和诗学形态(林晓琴,2011:104)。可以说,社会历史背景决定了译本的翻译目的是充分体现原文,还是照顾译本读者的接受性,诗学规范决定了译者选择的翻译策略与翻译方法(贺爱军,2015:17-29)。

1. 社会历史语境解读

威译本出版于 1949 年,是历史上第一部由外国人翻译的较完整的版本。中医在这一时期虽然已传入欧美,但是现代医学在西方仍然保持着绝对的优势,决定了这一时期的《内经》英译本着重从医史的角度帮助西方了解这部中医药典籍的概貌。威斯女士是一名医学史研究专家,她只翻译了《素问》的前 34 章,并不看重逐字逐句准确的翻译,而是以译本在西方的可接受性为目的。同时她通过在引言中介绍《素问》,在译本中大量使用脚注解释中医药文化负载词,希望让西方了解中医独特的哲学文化背景和发展历史,从而从宏观上把握中医是如何认识人体与疾病的。

倪译本出版于 1995 年,是全文编译的译作。随着 1971 年针刺麻醉的成功,以及随后尼克松总统的访华,中医针灸疗法开始全面进入美国(杨莉、李昊东、于海兵等,2016:142)。中医药学以前所未有的速度传播海外,西方读者对中医药的兴趣也与日俱增。倪译本体现了时代的需求,以对中医感兴趣的外行人和中医专业初学者为读者对象,以体现《内经》的中医学理论与知识为翻译目的。

李译本出版于 2005 年,是由我国著名中医药典籍翻译专家李照国教授与刘希茹医师合作完成的国内第一部汉英对照版《素问》全译本,并列入了面向海内外发行的《大中华文库》。《大中华文库》是近年来国家层面组织的一项重大的古籍整理和翻译工程,旨在向海外推介中国优秀文化,大力推动中华文化走出去。李译本一方面便于国内的读者学习和研究,另一方面也"作为我国最高的出版水平和典籍英译水平的代表向海外推介"(殷丽,2017:34)。

文译本出版于 2011 年。随着中国的复兴和重返国际舞台,西方人想要深入了解中华文明的愿望愈加强烈。1991 年,德国医史学家文树德开始了《内经》英译课题的研究,出版了多部在西方最具影响力的中医学专著和译著,于 2011 年与郑金生教授合作完成并出版了该系列的主体《黄帝内经·素问》的翻译。文树德对《内经》主体进行系统、全面翻译,力图使西方读者能够真正了解《内经》的价值,并通过介绍《素问》的哲学背景以及在中国内外的历史,帮助西方人理解中国为什么会崛起为全球性大国。其目标读者不是普通大众,而是相关领域的学者。

2. 诗学规范解读

译者的客观受动性还体现在诗学规范对翻译实践的制约。译者是选择以源语文化为归宿的归化翻译，还是以目的语文化为归宿的异化翻译，取决于特定文化所处的特定状态和地位。正如以色列学者 Even-Zoha(1978：117-127)所说，当翻译学在一个民族的文学多元系统内居主要地位时，译者多采用异化翻译；居次要地位时，则多采用归化翻译。因此，异化翻译反映源语诗学规范，译本遵循源语的语言和文学规范，而归化翻译体现目标语诗学规范，产生的是可接受性的译本。

威译本产生于西方文化处于强势的历史时期，"英译中医学及中医经典在英美医学文化体系中处于非常边缘的地位"(兰凤利，2005：76)。因此，该译本主要采取归化翻译，即在术语翻译与行文方式上体现西方的诗学规范。这种翻译策略难免造成解释不清甚至对中医的误解。威译本虽然不能反映中医药文化的原貌和内涵，但因其里程碑式的意义，得到了西方读者与英美同行专家的大量关注。

20 世纪 70 年代，"英译中医学著作在英美国家医学文化多元系统中亦逐步向中心位置移动"(兰凤利，2005：76)。文学翻译领域出现文化转向，归化和异化之争从某种意义上成为民族主义和世界主义、弱势文化和强势文化的交锋。异化策略作为与西方强势文化抗衡的手段被广泛使用。倪译本采用了归化与异化相结合的译法，因此在表达独特的中医概念时，译本基本上不再是套用现成的西医学术语，而是采用音译加解释的翻译策略。同时，倪译本采取了全文编译的方法，并不完全忠实于原作，而是融入了作者对原文的译释。倪译本通过增译或删减等编译策略迎合了西方读者的阅读习惯和兴趣，在国内外受到许多中医专业初学者和普通读者的追捧(殷丽，2017：38)，达到了理想的传播效果。

21 世纪，"中医学在英美国家医学文化多元系统中的地位已得到显著提升，中医、针灸的立法及教育和相关书籍的出版在美国发展迅速"(兰凤利，2005：77)。频繁的跨文化交流促进了各个国家和民族全方位地融于全球化发展的潮流，同时也引起人们对于如何保持各自本土民族文化特性的思考。李照国(2005：19)从语言国情学出发，采取"译古如古，文不加释"的翻译原则翻译《素问》，基本概念以音译为主、释译为辅，篇章的翻译以直译为主、意译为辅，力图表现"原作的写作风格、思维方式和主旨思想"。换言之，李译本采取的翻译方法确实较好地保持了典籍的原貌与内涵。但从海外市场的反应看,李译本的传播力和读者青睐度不尽如人意(殷丽,2017：34)。部分原因可能是由于音译法或多或少给读者的理解造成困难,还可能是由于括号使用过多,以及有些直译的词组和句子影响了译本的流畅度,减弱了对西方读者的吸引力。

文译本同样力图最大限度地反映原义与原貌,但采取了与李译本不同的翻译方法。一方面,文译本严格地遵循语言学原则,对《素问》进行了学术翻译,文树德经常探究古代医学中比象、隐喻的原意,选择合适的词汇,配合注释,坚持史学与人类学方法结合,讲究语源与语境,使该译本最大限度反映了《素问》的原义与风貌。另一方面,文树德在翻译句子时会参照西方的表达习惯,使得语言表达更加符合英美国家人们的用语习惯和思维模式。此外,文译本行文优美,增强了对西方读者的吸引力。基于以上原因,虽然文译本非常专业,比较适合研究人员阅读,但是同样受到西方普通读者的欢迎。正如殷丽(2017：39)所说,文译本"既保持了一贯的中医药学专著的严谨和准确,又兼顾了英语国家读者的表达方式,因此无论是在海外的学术界还是在亚马逊网站读者中都被公认为最权威的《素问》译本"。

四、小结与思考

1. 小结

社会历史语境与诗学规范对译者发挥主观能动性的制约与影响作用,对于当前进一步提升中医药典籍的海外传播力具有启示意义。所有译者在翻译的过程中,都不可避免会遇到如下的问题：翻译什么、为什么翻译、为谁翻译以及如何翻译,中医药典籍的英译也不例外。要回答这些问题,译者必须根据所处的社会历史与文化语境来决定翻译目的,并据此作出一系列的选择,包括文本的选取、翻译目的的确定、目标读者的选择、翻译策略的采用以及翻译方法与技巧的采用。为此,旨在向海外传播中医药文化的典籍英译,首先必须明确目标读者是专业人士还是普通大众,在把握目标读者的知识背景、信息需求、阅读习惯及价值取向的基础上,选取合适的诉求手段与翻译策略,以增强对海外受众的吸引力,达到理想的传播效果。其次,在西方主流医学仍占据世界话语霸权地位的背景下,随着中医药文化在多元文化系统中的地位逐渐提升,异化翻译可以最大限度地保留中医药文化精髓,有助于海外读者领略到中国文化的内涵和中医语言风格。同时,我们也应该看到,异化的翻译必须考虑到读者的接受能力以及文化接受环境,过度的异化不利于中医药文化对外传播。在某种程度上,归化的翻译往往因为更具可读性而被广泛接受,"能对强势文化之文化霸权形成一种抵抗"(葛校琴,2002:36)。在当前的世界多元文化语境下,在中医药文化的"本土化"表达形成过程中,讨论归化或异化翻译应该具备更宽的视阈,必须考虑特定背景下的目的性与适用性。

综上,中医药典籍译者为了产出贴合时代需求的译本,更好地促进中医药的对外交流和传播,需要重新定位自己的民族文化,"以自身作为翻译主体所具有的多元文化意识和人文品格,对翻译生态环境进行主动适应"(胡伟华、郭继荣,2017:53),借鉴西方惯用的话语体系、表达方式,在不削减中医医学、文化内涵的前提下顺应文化全球化趋势,通过海外读者乐于接受的方式、易于理解的语言来传播,形成中医药文化的"本土化"表达;继而借助全球化潮流,跨越语言中的文化差异,逐渐实现平等的文化学术交流和对话。当然,提升译文的传播力只是让中医药典籍英译"走出去"的一个方面。为了加强中医药典籍的海外接受度,还需要国家机构、译者、出版社等各方面的共同持久努力。

2. 思考

❶《洗冤集录》是我国第一部法医学专著。美国布莱恩·E. 麦克奈特(Brian E. McKnight)教授翻译并于 1981 年出版的 *The Washing away of Wrongs: Forensic Medicine in Thirteenth-century China* 是迄今为止唯一以宋慈《洗冤集录》原本为底本的英译本。分析讨论以下译文采取的翻译策略以及传播效果①。

① 多备葱、椒、盐、白梅,防其痕损不见处,借以拥罨。

Prepare large quantities of onions, pepper, salt, and white plums [with which to make compresses for use when]the marks of injury are invisible.

② 假欧人头伤,风从头疮而入,因风致死之类,仍依杀人论。

Suppose man has received a head injury in a fight. If it becomes

---

① 翻译练习选编自《〈洗冤集录〉翻译中的中医文化过滤》(王彬,2017:102-106)。

inflamed and the infection spreads from there until the victim dies, the person who inflicted the wound should be tried for homicide.

③ 手、脚大拇指并脚第五指各二节，余……

The bones of the thumb and big toe are divided into two phalanges. The others...

❷ 以你熟悉的中医典籍译者为例，举例说明译者的主观能动性与客观受动性之间的相互作用。

❸ 思考、讨论归化和异化翻译在推动中医典籍"走出去"中的综合运用。

第二节　倪毛信《黄帝内经》译市叙事建构策略①

美籍华裔中医师倪毛信编译的《黄帝内经》（以下简称《内经》）出版于1995年，以对中医感兴趣的外行人及初学中医专业的学生为译本目标读者，以体现《内经》中蕴含的中医学理论知识与文化为翻译目的。译者"把实用当作第一宗旨"（刘跃良，2018：1262），注重译文的临床使用价值，"亲近目标读者，提高读者接受度"（刘跃良，2018：1260）。正如他在译本前言中所说，希望世人能受益于《内经》中的理念和智慧，获得健康，达到快乐、和谐的人生境界（Ni，1995：266-276）。倪毛信虽然为了提升行文流畅度与叙事可读性，融入自己对原文的阐述进行编译，但在表达独特的中医概念时，基本上不套用现成的西医学术语，而是采用音译加解释的方法。

倪毛信为贴近海外读者对中医信息的需求，采取了海外读者熟悉的方式和语言讲述了《内经》故事，传递了中医医学与文化内涵，在海外享有较高的接受度。根据调查，倪毛信译本（以下简称"倪译本"）不仅颇受国内中医院校留学生的欢迎（蒋基昌、文娟，2013：200），还受到许多海外中医专业初学者和普通读者的追捧。实际上，该译本在亚马逊网站同类书中的销量处领先位置（殷丽，2017：38）。从叙事学理论的角度对倪译本采用的翻译策略进行研究，对讲好中医故

---

① 本节选编自《倪毛信〈黄帝内经〉译本叙事建构策略研究》（高芸，2020：214-217）。

事,提升中医药典籍的海外传播力,助力中医药文化走出去具有一定的启示意义。

一、叙事性特征

目前,叙事学与翻译结合是一种新的趋势(胡兴文,2014:47)。"叙事"就是叙述事情,即通过语言或其他媒介再现发生在特定时间和空间的事件(申丹、王亚丽,2010:2),简而言之就是"讲故事"(浦安迪,1995:4)。后经典叙事学超越了经典叙事学的文学叙事,走向了文学之外,即"泛叙事"观。后经典叙事学代表人物蒙娜·贝克(Mona Baker)教授认为,"叙事"是"我们赖以生存的日常故事,而且是一种包含各种体裁和模式的文化代码。在这个意义上,'叙事'和'故事'几乎可以互换使用"(Baker,2006:3-23)。此外,后经典叙事学将视野扩展到法律叙事、新闻叙事等其他语言叙事作品。更为重要的是,后经典不仅关注文本,更加注重社会历史文化语境,尤其是文本、作者、读者、语境、意识形态的交互作用。叙事不再被看作静态,而被看作动态的过程(胡兴文,2014:46)。最有影响力的后经典修辞性叙事理论认为,叙事是在特定语境之下作者、读者、叙述者和受述者之间发生的互动与交流的动态过程,作者通过叙事,达到向读者传递修辞目的,从而劝服读者接受自己某种观点的效果。

作为中医四大典籍之首的《内经》也是讲故事,是以黄帝和岐伯、雷公等人进行对话、问答的形式,用连贯的顺序,呈现故事的开场、中场和结尾,展现冲突和人物个性,向读者阐述中医病机病理,以及治未病、养生、摄生等主张。为了向西方读者叙述发生在2 000多年前的中国医学与文化故事,倪毛信注重社会历史文化语境、文本、译者、读者的交互作用。在顺应特定社会历史文化语境前提下,倪毛信迎合西方读者的阅读习惯和兴趣,采取了一系列叙事建构策略,积极构建与读者良好的互动与交流,增强译本的实用性,提升中医药典籍的海外吸引力。

二、叙事建构策略

贝克教授认为,在翻译中为了建构叙事,译者可以通过运用任何语言或非语言资源进行建构,强调、弱化或改变叙事的某些方面,参与对社会现实的建构并产生影响。语言手段主要包括时态变换、人称指代、委婉语的使用等,非语言手段主要包括语用、排版、视觉手段等(Baker,2006:105-139)。下面将从叙事学的角度,从语言资源与非语言资源两个方面对倪译本采取的叙事建构策略进行分析。

1. 语言资源的叙事建构策略

1) 中医医学概念与文化负载词的翻译策略

中医医学概念与中医药文化负载词是西方读者理解中医药典籍的难点,因此译者在保留中医药文化内涵的前提下,采取西方读者易于理解的方式进行诠释就显得尤为重要。诠释"既可以避免读者误读,又可以实现译本对相关中医知识的深度传播,强化译文的文化传播效力"(王彬,2016:111)。倪毛信为了使叙事流畅自然,很少采用文献典籍英译中常用的脚注和尾注的形式,而是把必要的诠释融入译文当中。他采用音译加注解、举例说明等方法进行增译,有时甚至改译,删减不符合西方读者阅读习惯的内容。

[例1]　五七,阳明脉衰,面始焦,发始堕。(《素问·上古天真论篇第一》)

译文:At thirty-five years the yangming/stomach and large intestine channels that govern the major facial muscles begin to deplete, the muscles begin to atrophy, facial wrinkles appear, and the hair begins to thin.(Ni,1995:3)

分析:译文对"阳明经脉"的翻译采取了音译加注解的方法,既保留了医学文化内涵,又便于西方读者理解。译者不仅解释了"阳明经脉"所指的具体经脉,还以定语从句的形式补充说明其发挥的功能,以帮助读者深入了解相关的中医学知识。

[例2]　上古之人,其知道者,法于阴阳,和于术数……(《素问·上古天真论篇第一》)

译文:In the past, people practiced the Tao, the Way of Life. They understood the principle of balance, of yin and yang, as represented by the transformation of the energies of the universe. Thus, they formulated practices such as Dao-in, an exercise combining stretching, massaging, and breathing to promote energy flow, and meditation to help maintain and harmonize themselves with the universe... (Ni, 1995: 2-3)

分析：对于中医药文化负载词"术数"，译者没有直接音译或解释，而是以西方广为人知的"导引术"与"冥想"为例具体说明。举例的方法虽然无法全面反映"术数"的文化内涵，但因其具体形象、深入浅出，便于西方读者理解抽象的中医概念。

[例3] 因于寒，欲如运枢，起居如惊，神气乃浮。(《素问·生气通天论篇第三》)

译文：Living in a cold climate, one must take extra care with one's activities. Just as people indoors are protected from harsh weather, the yang qi acts as the walls in a house to protect the body. It is important to be orderly and not allow any openings; pathogenic energy cannot invade if the castle doors are closed. (Ni, 1995: 9)

分析：这句话的意思是，由于寒冷的原因，阳气就像门轴在门臼中运转一样活动于体内，一个人如果在日常生活中烦躁惊恐，神气就会外越发散。倪毛信为了便于读者更好地理解阳气在寒冷的天气下对健康的重要性，将原文中寒冷天气时阳气"欲如运枢"改译为通俗的表达"房屋的墙壁"，融入了自己的理解，用通俗易懂的语言对原文进行了详尽的阐述。

[例4] 其次有贤人者，法则天地，象似日月，辨列星辰，逆从阴阳，分别四时，将从上古，合同于道，亦可使益寿而有极时。(《素问·上古天真论篇第一》)

译文：A fourth type were natural people who followed the Tao and were called naturalists. They lived in accordance with the rhythmic patterns of the seasons: heaven and earth, moon, sun, and stars. They aspired to follow the ways of ancient times, choosing not to lead excessive lifestyles. They, too, lived plainly and enjoyed long life. (Ni, 1995: 5)

分析：本例中，译者删减了原文中的描写性内容。原文详尽描写了"贤人"的养生之道，即"能根据天地的变化规律，日月升降现象，辨明星辰排列的位置，顺从阴阳的消长，适应四时的变化"，译文用一句话"lived in accordance with the rhythmic patterns of the seasons"进行了概括总结，合并了内容相似的细节，符合西方人的表达习惯。

2) 与读者互动的策略

语篇的互动性是指作者、读者和语境之间的相互作用（柴改英、任大玲，2003：103），是西方学术体裁的重要特征之一（Hyland，2014：89-144）。倪毛信通过添加连接词、过渡句，运用读者人称、态度词语、情态词语等语言资源，加强了译文的连贯与衔接，提升了叙事的可读性，增强了与读者互动，起到了吸引读者、打动读者的作用。

[例5]　昔在黄帝，生而神灵，弱而能言，幼而徇齐，长而敦敏，成而登天。乃问于天师曰："余闻上古之人，春秋皆度百岁，而动作不衰；今时之人，年半百而动作皆衰者，时世异耶？人将失之耶？"（《素问·上古天真论篇第一》）

译文：In ancient times the Yellow Emperor, Huang Di, was known to have been a child prodigy... His people recognized him as a natural leader and chose him as their emperor. During his reign, Huang Di discoursed on medicine, health, lifestyle, nutrition, and Taoist cosmology with his ministers Qi Bo, Lei Gong, and others. Their first discussion began with Huang Di inquiring, "I've heard that in the days of old..."(Ni, 1995: 2)

分析：这是故事的开头，需要给读者提供更多的背景知识，因此，译者在简要介绍黄帝的成长过程之后，补充说明黄帝在位期间经常和岐伯、雷公等大臣们讨论有关医学、健康、生活方式、营养以及道家宇宙观的问题，然后开始他们的首场谈话。

[例6] 帝曰："人年老而无子者,材力尽耶,将天数然也?"岐伯曰："女子七岁,肾气盛,齿更发长……。"(《素问·上古天真论篇第一》)

译文：Huang Di asked, "When one grows old, one cannot bear children. Is this due to heredity or to the loss of one's procreative energy?" Qi Bo answered, "In general, the reproductive physiology of woman is such that at seven years of age her kidney energy becomes full, her permanent teeth come in, and her hair grows long..." (Ni, 1995: 3)

分析：《内经》是以黄帝、岐伯、雷公之间对话、问答的形式展开,因此问答间的连贯与衔接对提升译文的流畅度与可读性非常重要。译者对原文中问答比较生硬、衔接不够自然的地方增加了过渡的短语或句子。这段对话中,译者在回答中增添了"in general",以及"the reproductive physiology of woman is such that...",从而和前面问句衔接得更加自然、紧密。

[例7] 上古之人……食饮有节,起居有常,不妄作劳,故能形与神俱,而尽终其天年,度百岁乃去。(《素问·上古天真论篇第一》)

译文：They ate a balanced diet at regular times, arose and retired at regular hours, avoided overstressing their bodies and minds, and refrained from overindulgence of all kinds. They maintained well-being of body and mind; thus, it is not surprising that they lived over one hundred years. (Ni, 1995: 2)

分析：这段译文行文流畅,简明生动。首句通过五个动词连用,生动、形象地勾画出符合养生的行为。此外,译者通过增添因果连接词"thus"来明确句子之间的逻辑关系,增添了态度词"not surprising"以强化叙事的感情色彩与可读性。

[例8]　黄帝问曰:"余闻天为阳,地为阴,日为阳,月为阴,大小月三百六十日成一岁,人亦应之。今三阴三阳,不应阴阳,其故何也?"(《素问·阴阳离合论篇第六》)

译文:Huang Di said, "I understand that heaven and the sun are considered yang, and earth and the moon are considered yin. Because of the natural movement of heaven and earth and the sun and moon, we experience a change of long months and short months and go through three hundred and sixty-five days, which form one year in the Chinese calendar. The energy flow within the human body through the channels corresponds to this. Can you elaborate further?"(Ni, 1995:28)

分析:原文基本使用第三人称,呈现客观中立的特点,而这一段译文改用第一人称单数、复数,以及第二人称,不仅增添了叙述的感情色彩,而且帮助读者融入对话中,拉近与读者的距离,从而增强了故事的吸引力。

[例9]　岐伯曰:"夫道者,能却老而全形,身年虽寿,能生子也。"(《素问·上古天真论篇第一》)

译文:Qi Bo answered, "Yes, it is possible. If one knows how to live a correct way of life, conserve one's energy, and follow the Tao, yes, it is possible. One could procreate at the age of one hundred years."(Ni, 1995:4)

分析:此例中,译者增加两个"yes"以增强叙事的口语化与生动性。同时,增加"possible",并使用情态动词"could"以避免过于绝对的表述,从而提升叙事的可信度,符合西方读者的叙事习惯。

2. 非语言资源的叙事建构策略

非语言资源体现在"副文本"特征,指"围绕在作品文本周围的元素,包括序、跋、标题、题词、插图、图画、封面以及其他介入文本与读者之间促进文本呈现的元素"(Hermans, 2007:44)。倪毛信运用了内容简介、翻译说明、标题与图表等形式的副文本手段,符合目标读者的阅读期待,有效地增强了与读者的交流与沟通。

1) 内容简介与翻译说明

译者通过明确表明翻译的目的与目标读者，引导读者对是否读、如何读这个译本做出快速判断。首先，倪毛信在书的"内容简介"中声明，译文中含有译者自己的解释，目的不仅仅是为了更好地阐述原文的含义，还有助于让学生以及任何对中医原理有兴趣的人感觉到这是一部可读性非常高的记叙文。其次，在"翻译说明"中，倪毛信表明自己的译本不是任何意义上的学术版本，他只是从一名临床医生的角度诠释《内经》这一经典，所以其着眼点是向西方传播《内经》中的中医学知识和养生智慧(Ni，1995：266-276)。

2) 标题

标题是每一章节内容的概括。为了便于读者较快地了解书的主要内容与结构，定位自己感兴趣的章节，倪毛信改变了原来的排版形式，并缩短了原文的标题。以原文第一、二卷，共七个章节的标题为例(见表2)，倪毛信直接以阿拉伯数字1～7标注每个章节的标题，排版简明、一目了然。此外，应用核心名词或者核心名称加介词短语的形式简化标题，删除了没有实质内容的词语，重点突出，语言通俗。

表2　原文与译文前7个章节标题对比

原 文 标 题	倪 译 本 标 题
卷第一	
上古天真论篇第一	1 The Universal Truth
四气调神大论篇第二	2 The Art of Life Throughout the Four Seasons
生气通天论篇第三	3 The Union of Heaven and Human Beings
金匮真言论篇第四	4 The Truth from the Golden Chamber
卷第二	
阴阳应象大论篇第五	5 The Manifestation of Yin and Yang from the Macrocosm to the Microcosm
阴阳离合论篇第六	6 The Interplay of Yin and Yang
阴阳别论篇第七	7 Further Discourse on Yin and Yang

3) 图表与其他

图表具备直观形象、准确明了的优点。倪毛信在译文中增添了图表来阐释阴阳五行的思想，"把原本复杂的五行与五脏六腑的对应关系清晰罗列"（刘跃良，2018：1261）。此外，译者在书后提供了参考文献、术语的索引条目等，便于读者深入理解、进一步学习使用。

三、小结与思考

1. 小结

倪毛信契合社会历史与文化语境，制定了明确的目标受众与翻译目的，运用语言与非语言叙事建构策略，以西方读者习惯的叙述方式与语言，流畅生动、亲切自然地讲述了《内经》的故事。这种深入浅出的《内经》译本顺应当时社会时代主题与文化语境，满足了海外读者的信息需求，有效地向海外传播了中医医学与文化内涵。无论在任何社会历史文化背景下，中医药典籍英译除了面对专业人士外，还需要面对普通大众。当前，为了加快中医药文化走出去，非常有必要弄清在众多海外读者中，目标读者是谁？ 他们的知识背景、信息需求、阅读习惯如何？ 然后才能确定翻译目标，选择适当的翻译策略。如果假设目标读者为专家，译文就会太深、太涩，很难吸引海外读者，他们即使有兴趣恐怕也很难持久（贾树枚，2018：163）。当然，学术性强的典籍译文也是非常必要的，供专家学者以及有志于深入学习中医医学的海外读者使用。

2. 思考

❶ 下面一段选自倪毛信译本中的《素问·上古天真论篇第一》，分析讨论译文采取的翻译策略及传播效果。

今时之人不然也，以酒为浆，以妄为常，醉以入房，以欲竭其精，以耗散其真，不知持满，不时御神，务快其心，逆于生乐，起居无节，故半百而衰也。

These days, people have changed their way of life. They drink wine as though it were water, indulge excessively in destructive activities, drain their jing — the body's essence that is stored in the kidneys — and deplete their qi. They do not know the secret of conserving their energy and vitality. Seeking emotional excitement and momentary pleasures, people disregard the natural rhythm and order of the universe. They fail to regulate their lifestyle and diet，and sleep improperly. So it is not surprising that they look old at fifty and die soon after.

❷ 思考叙事建构策略对当今中医典籍英译和对外传播的适用性。

第三节　从《针对西方读者的中医导论》 看中国文化形象自塑①

近年来，随着我国经济的快速发展以及中医药文化影响力的不断提高，国际汉学界显现出对中医药文化的浓厚兴趣，出版了一批关于中医药典籍、教材方面的译作，促进了国外读者对中医药文化的了解和认可。同时，国内也有一批学者积极地致力于这方面的研究，《针对西方读者的中医导论——打开中医之门（英文版）》(Contemporary Introduction to Chinese Medicine — In Comparison to Western Medicine，以下简称《导论》）堪当讲好中医药文化故事、自塑中国文化形象的典范。其主要作者谢竹藩教授是北京大学中、西医结合研究所教授，是全国著名中、西医结合专家，在中、西医结合思路、中医临床研究方法学、寒热辨证和寒热药性理论、中医名词术语英译等方面成绩卓著（李梦伊、李宁、叶晖等，2015：5），被世界卫生组织（WHO）誉为"制定 WHO 西太平洋地区传统医学名词术语国际标准的领军核心"。该书通过把中医和西医进行比较与对比，全面、真实地向西方读者介绍了中医基础理论、诊断与治疗以及临床常见疾病。作者采取的编译以及译、释并用的翻译策略促进了受众的理解和认知，达到了良好的传播效果，从而直接或间接提升了我国文化形象。

一、编译策略

编译，顾名思义，指编辑和翻译。德国功能主义翻译理论将翻译视为一种跨

---

① 本节选编自《从〈针对西方读者的中医导论——打开中医之门〉看中国文化形象自塑》（高芸，2019：1509-1512）。

文化的信息传播活动,主张译文的预期目的或功能决定翻译策略和方法的选择。为适合某些读者或为达到翻译目的,译者需要在一定程度上改变原文的内容和形式(张美芳,2004:95)。《导论》的目标受众是西方的中医爱好者、学生以及中医从业人员。预期目的是提供中医基础理论、诊断、治疗等方面的信息,同时能够对西方读者产生感染力,增强中医的可信度和吸引力。为了达到预期目的,译者需要显示出敏锐的受众意识,努力契合目标语读者的交际需求、兴趣、阅读期待和文化背景,在保留中医药文化精髓的前提下,采用编译的策略,力图提供给西方读者内容和形式都十分适合的外文。

在内容上,《导论》并没有涉及全部中医知识,而是选择从西方视角看最具独特性、与西医最有互补性的中医方面的内容。除了常规内容外,《导论》在开头增加了"中医药文化介绍"章节,提供有关中国古代哲学、古汉语以及中国科学传统方面的中医药文化背景知识。结尾部分增加了"常见病"章节,阐述了中医经现代临床研究证实有效的临床常见病治疗方法。在形式上,《导论》顺应目标语的语篇规范和文本样式,构建起符合西方读者阅读习惯的语篇,尤其其采取的叙述视角以及和读者互动的策略极大地提升了文本的传播效果。

1. 比较与对比的叙述视角

在叙述视角上,中、西医之间的比较与对比贯穿了全书。作者把西方医学当作一面镜子,通过将中医与西医相比较,清楚地解释了什么是中医,以及中医在世界医学中的定位。这种视角有助于消除西方读者认知语境的障碍,产生和文本的关联,从而能够更好地理解文本。下面具体举例说明。

[例 1] Ancient Greek medicine shares many similarities with traditional Chinese medicine. The concept of pneuma, which means air, may be partly compared with the Chinese concept of qi, as qi does refer to air in the process of respiration on some occasions... However, the concept of qi is much broader than pneuma... In the context of body structure, qi is comparable to atom in Greek philosophy rather than pneuma.

分析:希腊是欧洲最早出现合理、科学的医学体系的国家。作者通过指出中医核心概念"气"在功能上和古希腊医学概念"pneuma",以及在结构上和古希腊哲学中"atom"的相似之处,帮助西方读者消除对"气"的陌生感,易于接受和理解"气"这个抽象概念。正如《导论》中所说,"弥合不同的前提是存在共同点。中西医都和人类的健康和疾病有关,它们的治疗方法原理相同。这些看上去明显、但却容易被忽视的相同点为中西医进行比较和融合提供了基础"(Xie & Xie,2010:1-11)。把对中西医不同之处的分析建立在两者共同之处上可以达到在西方读者中产生情感共鸣,易于接受中医的效果。

[例 2]　Of course，there are great differences（between yin-yang theory and Western medical philosophy），the main reason of which is that the Chinese theory is macrocosmic，while the modern Western theory is microcosmic... Microcosmic guidance did lead to great advancement of medicine... The Chinese medical knowledge is often neglected by Western medicine and its macrocosmic point of view may provide modern medical research or treatment brand new directions. That is why integration of Chinese medicine with Western medicine may promote the development of world medicine as a whole.

分析:作者在指出阴阳理论和西方医学哲学的共同之处后,着重分析了两者的不同:中医注重宏观而西医注重微观。在客观分析两者的利弊后,作者进而得出结论:中医可以为现代医学研究和治疗提供新方向,通过取长补短,中、西医可以共同促进世界医学的发展。这段文字没有回避中医理论的欠缺之处,也没有夸张中医理论的作用,从而给西方读者留下实事求是的印象,增强了内容可信度,呈现出一个致力于全球人类健康与世界医学发展的良好形象。

[例 3]　The meridian qi can be perceived by both the patient and the practitioner during acupuncture treatment...while an objective sensation can be transmitted through the needle to the practitioner as a sudden tightening that resembles the feeling on the fish pole when fish takes the bait.

分析：作者巧妙地把施针者感受到的肌肉收紧感比喻为钓鱼人感受到鱼上钩时的感觉。把中医的一些抽象概念和西方受众熟悉的事物和感觉巧妙联系，不仅能够使西方读者产生相似的文化联想，帮助他们理解文本，而且生动有趣的表达增强了文本的吸引力。

2. 与读者互动的策略

《导论》采取恰当的策略与读者互动，起到了吸引受众、打动受众的作用。互动语言策略包括读者介入语、自我提及语、模糊限制语、态度语等。

［例4］ However, if such analogical classification works over and over again, we must at least show the respect to the fact and admit that it is practically useful, no matter how inconceivable the assumption may be by logical reasoning.

分析：中国传统学术文本一般要求采用第三人称，其缺点是缺乏与受众的直接关系。而近十几年来西方学术规约提倡运用第一人称，以受众介入的视角，诉诸受众感受。这句话选用"we"作为主语，把读者作为同行专家介入语篇，拉近了和读者的距离，引导读者接受书中的观点。此外，在西方修辞传统的熏陶下，西方读者十分看重话语可信度。句中通过"must""may"两个模糊限制语有节制地、谨慎地表达作者的观点和态度，增强了话语的可信度。

［例5］ The assumption has been confirmed by modern research on the therapeutic effects of heat-clearing and detoxicating medicinals. Many of such medicinals can act against the toxins of the bacteria, particularly the endotoxins. It is really a marvel that without the aid of modern technology, the ancient Chinese discovered the antitoxic effect of those medicinals, named the pathogen as toxin, and defined the therapeutic effect as detoxication.

分析：与中立客观、无感情色彩的中国传统学术传统不同，该句使用态度语表明作者的情感。句中的"marvel""really"两个词充分表达出作者对中医的赞叹与自信,体现了对中医药文化的自豪感。这种态度和情感不是凭空而来,而是坚实地建立在"现代医学研究确认"的事实基础上,增强了中医药文化对西方读者吸引力,增加了文本的可信度。

二、译、释并用

中医药文化负载词是中医翻译的重点和难点。《导论》采用译、释并举的策略,以西方读者易于理解和接受的方式输出中医药文化的特异之处。在中医药文化走出去的国家战略指导下,作者有意识地采用异化策略,以拼音、直译的形式对外介绍和阐释具有中医特色的文化负载词,尽可能保留中国文化的异质元素。诚然,中国文化西译过程中,为适应外国受众的思维习惯,得到西方读者的接受和认同,采用归化翻译是不可避免的(王慧莉,2017:27)。只有为他们提供相关的背景知识,解释文化中独有的事物,才能提高信息传播的清晰度,避免被曲解、误解(卢小军,2015:138)。译、释并举的具体翻译策略举例如下。

[例6] Listening and smelling are taken as one examination simply because both share the same Chinese word 闻(wen), a polysemantic word meaning to pay attention that one can hear and also to perceive the odor that one can smell.

分析:在跨文化翻译中,同位语是处理文化缺省现象时最常用的一种形式(卢小军,2015:141)。中医药术语"闻"(wen)有双重意思,西方受众无法从拼音本身理解它的涵义。这句话用一个名词短语作同位语,具体解释了"wen"既可以指听到的声音,也可以指闻到的气味。

[例7] Water metabolism includes two major processes: distribution of the clear (useful) fluid throughout the body, and excretion of turbid (waste) fluid out of the body.

分析:这句话用括号的形式说明中医药术语"clear fluid"里"clear"的意思是

"useful","turbid fluid"里"turbid"的意思是"waste",既保持了中国文化的异质元素,又易于西方受众理解,而且最大程度上保证了行文流畅。这也是为什么《导论》鲜见尾注和脚注,而广泛使用括号注释的原因。

[例 8]　In Chinese medicine，the internal organs of the human body are collectively called visceral organs, or more precisely, <u>zang-fu organs</u>，and can be chiefly classified into "zang-organs" "fu-organs" and "extraordinary organs".

分析:"脏腑"带有浓厚的中医药文化特色,是重要的中医药术语。译者先是用医学常用的"visceral organs"做了归化翻译,然后采取在"zang"和"fu"后面分别加类别词"organ"来归纳的方法进行了注释,既保留了中国文化特色,又避免了由于中、西医对脏腑不同理解可能造成的误解。

[例 9]　<u>What is Confucian humaneness?</u> The following citations from the book *Analects* will give the answer. "A humane person loves the people...". This is an illustration to show that Confucian humaneness may be equated to Christian godliness. Here humaneness means "love the people" while for <u>the equivalent Christian slogans</u>, "...God is love，and he who abides in love abides in God，and God abides in him."

分析：儒家的仁爱精神是中医核心价值观的基础。通过引用《论语》里的语句可以帮助外国受众深入了解博大精深的中国文化,满足他们的新奇感,进而激起他们对中国文化的热爱。同时,译作采用归化译法,把"儒家仁爱"和西方人熟悉的"基督教敬虔"联系起来,以最大限度地靠近目的语读者,使西方受众获得对异国文化的感性认识,增强对中医药文化的认同。

三、小结与思考

1. 小结

《导论》通过采用编译以及译释并用的翻译策略,产生了很好的对外传播效果,呈现出博大精深、充满自信、与时俱进、致力于全球人类健康的中医药文化,塑造出具有亲切感、感召力的良好国家文化形象,表现出热爱生活、热爱文化,和世界各国和谐共处,积极为构建美好人类命运共同体贡献自己力量的中华民族的形象。这无形中消解了西方媒体有关中医以及中国文化的负面言论,对提升我国的国家文化形象以及国家软实力发挥了积极作用。

2. 思考

❶ 下面一段选自《针对西方读者的中医导论》,讨论该段采取的译写策略及产生的传播效果。

Both in English and Chinese languages, "thirst and 渴(ke)" mean a feeling of needing or wanting a drink. In the context of Chinese medicine, this word should be redefined as a sense of dryness in the mouth with or without an urge to drink. This is to say, when a patient complains of thirst, further inquiry are needed, such as whether the patient really needs a drink, whether the patient can drink a lot or just a little, whether the patient prefers to drink cold or hot, etc.

❷ 思考多元化翻译策略在中医典籍英译和专著译写中的应用,以及对提升中医药文化国际形象的作用。

本章阐述了社会历史、文化语境对中医典籍英译与专著译写策略选择的影响和制约作用。第一节以《黄帝内经·素问》四个译本为例,对比分析了爱尔萨·威斯女士的归化译法、倪毛信中医师的编译、李照国教授的异化译法和德国学者文树德基于注释的译法,以及所形成的文本特征差异,并着重分析译者所在的不同的社会历史语境和诗学规范对形成文本特征差异的深远影响。第二节详细分析了倪毛信译本的编译特色,该译本从社会时代语境出发,根据读者需求,制定的合理翻译目标,通过运用一系列语言和非语言资源的叙事建构策略,积极构建了与读者良好的互动与交流,成功提升了中医典籍的海外吸引力。第三节介绍了《针对西方读者的中医导论》一书所采用的编译及译释策略如何有效地促进了受众的理解和认知,达到良好的传播效果,从而直接或间接提升我国文化形象。以上中医典籍英译和专著译写的成功翻译案例告诉我们，译者和作者以社会历史和文化背景为出发点，贴切时代对外交流与传播的需求和特点，根据具体目标受众与翻译目的采取适当的翻译策略，将有助于促进译文预期信息功能的实现，增强译文的海外传播力和接受度。

第四章

受众意识视角下中医科研
论文与政府文书英译

本章采取受众意识的视角,以中医科研论文和政府文书两种文本为研究对象,考查中西方读者不同思维方式、文化规约、表达习惯导致的汉英语篇互动性和修辞方式上的差异。

第一节　中西医英语科研论文语篇
互动性对比分析①

中医科研论文(Research Articles,RAs)是中医药科研研究和描述性科研成果的载体。近年来,我国中医药院校科研人员采取翻译或直接用英文写作的方法,不断将中医药科研成果以科研论文的形式推向国际并期待获得国际权威领域的认同。当前,能否体现与读者的互动已成为论文被收录的一个重要标准(Gosden,2003:87-101)。实际上,与论文研究内容、语篇本身等其他审稿内容相比,和读者的互动这个可意会而不可言传的方面往往是二语学者写作面临的更大困难(穆从军,2015:62)。

近十几年来,学术写作不再被认为是中立客观的、无感情色彩的信息传递,

---

①　本节选编自《中西医英语科研论文语篇互动性对比研究:基于 SCI 期刊论文的语料库分析》(高芸,2018:78-83)。

而逐渐被视为是需要作者和读者间互动、具有说服性的语篇(Hyland,2014：89-144)。越来越多的研究证明,学术语篇中作者事实上在与读者进行交流,因此会使用一些语言资源来表达这种特征(杨林秀,2015：21)。斯韦尔斯(Swales,1990：174-175)通过对科技论文写作发表过程的深入研究,发现科技论文通常不是对科学研究的简单叙述,而是作者为使读者接受自己的学术观点而通过一系列仔细策划的修辞、互动等手段加工处理后的社会化产物。作者为使自己的学术观点得到认同,不仅要对该观点进行客观阐述,还需使用语言策略,以学术社团规约性的和读者易于接受的方式,准确、适度地表达自己的观点(秦枫、陈坚林,2013：56)。

语篇的互动性就是指作者、读者和语境之间的相互作用(柴改英、任大玲,2003：103),是语篇意义产生的重要条件。语篇构建过程就是作者与读者互动的过程(王强、成晓光,2016：56)。系统功能语言学认为,语言同时具有概念功能、语篇功能和人际功能,这三者的有机结合构成了语篇意义(Halliday,2001：112)。互动性不仅体现了语篇的人际功能,即表达作者对语篇态度和实现作者与读者互动的功能,还体现了组织语篇的功能。因为即便是组织语篇使语篇衔接与连贯,也是一种间接实现作者与读者互动的功能(王强、成晓光,2016：59)。

一、研究设计

1. 元话语资源分类框架

本研究采用海兰(Hyland,2014：89-144)元话语资源分类框架作为分析科研论文语篇互动性的依据。海兰(Hyland,2005：37-52)从功能角度出发,将元话语视为语篇中帮助作者或者说话者表达观点、与一定社团中的成员建立互动的语言成分。元话语分为交互式元话语(Interactive Metadiscourse)和互动式元话语(Interactional Metadiscourse)两大类。交互式元话语(分类、作用和举例见表3)以目标读者可能认为连贯、有说服力的方式构建命题信息(Hyland,2005：37-52),作用是标记语篇的组织结构,提示语篇信息之间的关系,便于读者更好理解语篇的结构(秦枫、陈坚林,2013：57)。互动式元话语(分类、作用和举例见表4)表明作者对命题信息和读者持有的态度和立场(Hyland,2005：37-52),作用是建立学术立场和多种声音的互动(秦枫、陈坚林,2013：57)。与其他模式相比,海兰提出的框架更能突出元话语的人际性特征,便于人们深入、全面地理解语篇中作者与读者之间互动方式的多样性，对于有效构建和解读语篇有着非常重要的作用，这也是该框架为大多数研究者所接受的原因。

表3　海兰(Hyland, 2005: 37-52)定义的交互式元话语

元 话 语	作　　用	例　　子
过渡语 Transitions	表达主要从句和句子间语意关系	in addition/but/thus/ and
框架语 Frame markers	指语篇行动、顺序和文本阶段	finally/to conclude/my purpose
内指语 Endophoric markers	指文本其他部分提到的信息	noted above/see Fig. /in Section 2
证源语 Evidentials	指来自其他文本的信息来源	according to X/ Z states/(Y 1990)
解释语 Code glosses	帮助读者掌握概念性材料的意思	namely/e. g. /such as/in other words

表4　海兰(Hyland, 2005: 37-52)定义的互动式元话语

元 话 语	作　　用	例　　子
模糊限制语 Hedges	限制对命题信息的承诺或公开对话	might/perhaps/about/possible
强调语 Boosters	强调肯定性或结束讨论对话	in fact /definitely/it is clear
态度语 Attitude markers	表明作者对命题信息的态度	unfortunately/ surprisingly
读者介入语 Engagement markers	通过称呼读者清楚建立和读者的关系	consider/you can see that
自我提及语 Self-mentions	明确提到作者	I/we/my/me/our

2. 平行文本语料构成

语料来自两组期刊论文。西医科研论文选取医学界最为人熟知的四大期刊，即《新英格兰医学杂志》(*New England Journal of Medicine*)、《柳叶刀》(*The*

Lancet)、《美国医学会杂志》(*Journal of the American Medical Association*)和《英国医学杂志》(*British Medical Journal*)中近 5 年收录的 32 篇论文,共计 123 818 个单词。这四种期刊均为高影响因子 SCI 检索期刊,反映了医学研究领域高水平的学术写作,可以作为研究医学科研论文互动性的比较标准。中医科研论文选取《循证补充替代医学》(*Evidence-Based Complementary and Alternative Medicine*)、《中国中西医结合杂志》(*Chinese Journal of Integrative Medicine*)和《中医杂志》(*Journal of Traditional Chinese Medicine*)三种期刊近 5 年收录的 32 篇论文,共计 91 943 个单词。这三种期刊是收录中国中医药研究人员稿件较多、但影响因子普遍较低的 SCI 期刊(许吉、邓宏勇,2012:184),能反映当前我国中医药科研人员和学者科研论文写作的普遍水平。

按照医学学术规约,科研论文正文采用 Introduction-Methodology-Results-Discussion(IMRD,即引言、方法、结果和讨论)结构(Kawase,2015:114-124),因此入选语料库的两组期刊论文必须符合 IMRD 正文结构标准。为突出以英语为外语的中国作者的写作特点,中医科研论文的作者必须全部由中国中医药科研人员和学者构成。此外,我们只对论文正文部分进行语料分析,而忽略摘要、图表等论文其他部分。

3. 研究方法和具体问题

在用以上方法确定了元话语资源分类框架后,我们主要采用定量分析方法,并结合定性描述和举例试图回答以下具体问题:① 中西医学科研论文在元话语出现总频数方面是否存在差异? ② 中西医学科研论文在交互式和互动式两大类元话语出现频数和所占比例方面是否存在差异? ③ 有关这两大类元话语在论文正文四大部分中的分布情况,中西医学科研论文存在什么样的差异? ④ 通过以上分析,我国中医科研论文在构建作者和读者之间的互动关系方面存在哪些问题? 由于元话语的互动性和人际意义与上下文内容紧密相关,为确保准确率和可靠性,我们采用人工标记、计算机辅助统计的方法。

二、研究结果及分析

从表 5 可以看出,西医科研论文语料每 1 000 个单词中元话语出现的总频数是 53.19 个。其中交互式和互动式元话语数量相差不大(分别是 26.50 和 26.69 个),各占总数的一半左右。而中医科研论文语料每 1 000 个单词中元话语出现的总频数是 40.05 个,比西医科研论文减少了近 1/4,其中交互式元话语频数(24.32 个)和西医科研论文差别不大,但是互动式元话语频数(15.73 个)比西医科研论文减少了近 40%。下面,我们将针对两大类元话语在论文正文 IMRD 四个部分出现频数的分布情况(图 1、2)进行分析,举例说明主要元话语策略在论文组织结构、学术立场构建和多声音互动方面起到的效果和达到的目的。

表 5　两组科研论文元话语出现频数和所占比例对比

元话语种类		西医科研论文		中医科研论文	
		出现频数 /1 000 词	占各类元话语的百分比	出现频数 /1 000 词	占各类元话语的百分比
交互式元话语	过渡语	9.04	34.1	8.93	36.8
	框架语	2.50	9.4	4.29	17.6
	内指语	3.97	15	2.11	8.7
	证源语	8.42	31.8	7.56	31.1
	解释语	2.58	9.8	1.44	5.9
	合　计	26.50	100	24.32	100
互动式元话语	模糊限制语	8.55	32	5.3	33.7
	强调语	4.01	15	5.42	34.4
	态度语	0.89	3.3	0.64	4.1
	读者介入语	6.87	25.7	2.40	15.3
	自我提及语	6.37	23.9	1.97	12.5
	合　计	26.69	100	15.73	100

1. 论文的组织结构

1)过渡语

过渡语是西医和中医科研论文语料中出现频率都最高的交互式元话语,占到各自总数的 1/3 以上(分别是 34.1%和 36.8%),说明作者极其重视读者是否

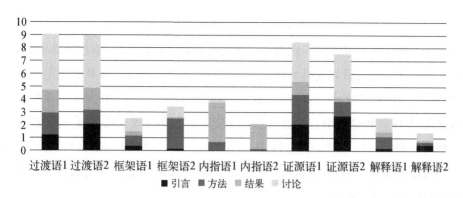

图 1　两组期刊论文中交互式元话语在 IMRD 四个部分出现频数对比(每 1 000 个词)①

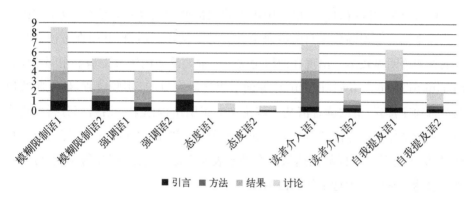

图 2　两组期刊论文中互动式元话语在 IMRD 四个部分出现频数对比(每 1 000 个词)②

能够清楚无误地理解自己的思路和逻辑,如用"moreover""therefore""however"等连接词或副词表明话语的递进、因果、转折等内在关系。实际上,学术论文的一个重要特征是过渡语的高频率出现(Hyland,2014:89-144)。两组论文中过渡语的分布比例也相似(图 1),其中讨论部分的过渡语出现频数远高于论文其他部分,说明作者都擅长用过渡语帮助读者识别讨论中较为复杂的语篇组织结构。

2) 证源语

证源语是西医和中医科研论文语料中出现频率都仅次于过渡语的交互式元

---

① 图 1 所示"过渡语 1"指的是西医科研论文语料中出现的过渡语,"过渡语 2"指的是中医科研论文语料中出现的过渡语,后面标识以此类推。

② 图 2 所示"模糊限制语 1"指的是西医科研论文语料中出现的过渡语,"模糊限制语 2"指的是中医科研论文语料中出现的过渡语,后面标识以此类推。

话语(分别是 31.8％和 31.1％)。作者广泛使用"according to""reveal"等语言表达或用括号注明等方式标识命题信息的出处,表明对知识所有权的尊重,以及他们的研究和前人研究成果的相关性,并在此基础上对研究领域做出的进一步贡献。两组期刊论文中,讨论部分都是证源语出现频数最多的地方(图 1)。不同的是,西医科研论文引言和方法部分中证源语出现频数也较多,和讨论部分数量相差不大(图 1)。正如海兰(Hyland,2014:89-144)所言,证源语可能出现在论文的各个部分。然而,中医科研论文方法部分中证源语出现的数量明显少于引言和讨论部分(图 1)。

3) 框架语

框架语是西医科研论文语料中出现频数最低的交互式元话语,也是中医科研论文中唯一出现频数比西医科研论文高的交互式元话语,其中在方法部分出现的框架语明显较多。出现在两组论文中的框架语的用法含义基本相同。作者用"aim to""then""overall""first"等词语表达研究目的、实验过程、研究阶段以及逻辑顺序排列,帮助读者清楚了解论文的组织结构框架。语料库分析发现中医科研论文作者在方法部分中往往过于频繁使用"and""and then"等简单连接词,如例 1 所示。这样的表达虽然有助于表面上层次清楚,但显得单调枯燥,在语言表达丰富度上远远不如西医 RAs。

[例 1] The specimens were fixed using 2.5% glutaraldehyde for 2 h and were then washed using phosphate buffer, post-fixed using 1% osmium for 1 h, and dehydrated through a graded series of acetone solutions. The samples were then embedded in epoxy resin, and sliced to a thickness of 70 nm, followed by citric acid and uranyl acetate staining. The samples were then viewed using a transmission electron microscope.

4) 内指语和解释语

由表 5 可见,西医科研论文中内指语出现频数位于中间水平,并且绝大部分出现在论文结果部分(图 1)。医学科研论文的一个主要特点是图表的大量使用,因此作者在分析结果时需要读者明了命题信息在文中的出处。中医科研论文内指语出现频数明显偏少，同样，运用的解释语也大幅度低于西医科研论文。实际上，解释语是中医科研论文中出现频数最低的一项交互式元话语，差别幅度最大的是方法部分(图1)。语料库分析发现西医科研论文作者会用多样化表达进行解释，如"such as""define as""e. g.""that is to say""mean""specifically""namely""for example"，以帮助读者理解和掌握复杂、抽象的概念性材料的完整意思。例2选自西医科研论文方法部分，作者运用"e. g."举例说明"exercise"和"behavioral support"，而中医科研论文中极少见到类似的用法。

[例2]　We included dietary programs with recommendations for daily macronutrient，caloric intake，or both for a defined period with or without exercise (e. g. jogging, strength training) or behavioral support (e. g. counseling, group supporting).

2. 论文的学术立场和多种声音互动

1) 模糊限制语

模糊限制语在论文写作中的重要性在许多研究中得到证明(Hyland，2014：89-144)。西医和中医科研论文语料中出现的模糊限制语频数在各自互动式元话语频数中所占比例虽然相近(分别是32%和33.7%)。但在绝对数量上中医科研论文比西医科研论文少近40%，其中方法部分中出现的模糊限制语数量不及西医科研论文的1/2(图2)。西医科研论文中模糊限制语是出现数量最高的互动式元话语，其中绝大部分出现在讨论部分(图2)，说明作者极其注意带有保留地、小心翼翼地表明自己观点，以防止读者质疑和否定其观点。西医科研论文中使用的模糊限制语极其丰富，如"often""almost""generally""mainly""relatively""likely""probably""largely""partly""perhaps""around""about""roughly""nearly""approximately""somewhat""slightly""modestly"等副词或介词，"might""would""could""should""may"等情态动词，"estimate""assume""suggest""indicate""assess"等实义动词，"seem""appear"等半系动词，"likely""possible"等形容词，以及"to my knowledge""in some cases"等词组，如例3运用"appear"和"indicate"表明作者对命题信息持有的谨慎态度。相比较之下，中医科研论文中出现的模糊限制语表达比较单调。

[例3] Thus, everolimus does not <u>appear to</u> increase the mutational load, and then main phylogenetic branches were present in the tumor before treatment, <u>indicating</u> that intratumor heterogeneity was not a consequence of everolimus treatment.

2) 强调语

西医科研论文中出现的强调语较少，仅比出现频数最低的态度语稍多。作者使用"find""determine""show""confirm""establish""affirm""prove""identify"等动词，"evidently""clearly""explicitly""completely""conclusively""definitely"等副词或形容词，以及"must""indeed"等词语适度地强调自己的立场，树立权威。中医科研论文中强调语出现数量超过模糊限制语，成为最频繁使用的互动式元话语，也是唯一一项频数高出西医科研论文的互动式元话语。显而易见，与西医科研论文相比，中医科研论文作者的态度过于权威和强势。

3) 自我提及语和读者介入语

表5表明，西医科研论文中的自我提及语和读者介入语出现频数接近，作者通过使用自我提及语，表明在尊重前人研究成果、遵从学术规范的同时，努力构建自己值得信赖的学者身份，以更好地为医学学术社团所认同。值得注意的是，西医科研论文第一人称使用最多的是方法部分，如例4所示，其次才是讨论部分（图2）。中医科研论文中自我提及语频数只有西医科研论文的30%左右，其中方法部分频数差别最为明显（图2）。

[例4] As described in a protocol outlining <u>our</u> study methods, <u>we</u> included RCT that assigned overweight or obese adults to a popular branded diet or an alternative.

两组期刊论文中，"we"和"our"也是读者介入语中最经常使用的读者称呼语。在上例中，西医科研论文作者通过用"we"作主语把读者作为同行专家介入语篇，与作者共同承担需要完善或将被否定论点的责任，或把作者的观点带入语篇，引导读者接受自己的观点，从而建立论证的多种声音协商，共同完成对论点的构建（秦枫、陈坚林，2013：56-60）。与西医科研论文相比，中医科研论文中读者介入语出现频数只及前者 35％左右。

4) 态度语

态度语是两组期刊论文中出现频数最少的互动式元话语，它们的数量大致相同，而且几乎全部出现在讨论部分（图 2）。作者表达观点时会用"interesting""unfortunately""importantly""notably"等形容词或副词，显示一定的主观性和个人色彩。

综上，我们可以看出中医科研论文中交互式元话语出现总频数和西医科研论文相当，其中框架语出现频数偏高，而解释语和内指语出现频数偏低。中医科研论文中互动式元话语出现频数比西医科研论文低得较多，其中低得最多的依次是自我描述语、读者介入语和模糊语，而强调语的出现频数偏高。

三、小结与思考

1. 小结

和西医科研论文相比，中医科研论文在语篇互动性及相关方面存在以下三个方面的问题：① 不能够清楚地引导读者识别语篇脉络。如内指语和解释语出现频数较少，妨碍了读者清晰理解论文的组织结构。② 未能充分把读者作为构建命题信息的参与者进行互动协商，表达对学术领域多种声音的承认和尊重。原因除了读者介入语使用较少外，还有使用模糊限制语较少和强调语过多都不利于建立和读者的对话协商。二语学者往往使用过于直接权威的口吻、过于强势的情态资源（辛志英，2011：26），很容易导致读者质疑或否定文中观点，影响论文的论证效果。③ 作者身份构建不充分。作者应该避免使用自我描述语，尤其是第一人称，而应使用第三人称或被动语态以表示客观，否则可能不利于读者对作者学术身份、学术水平和可信度做出正确判断和评价。此外，解释语、框架语、模糊语等元话语语言表达单调、缺乏多样化也在一定程度上降低了元话语资源的使用效果。

从元话语资源在科研论文正文四个部分的分布情况来看，中医科研论文在方法部分的频数差别最为明显。方法部分出现的解释语、证源语、模糊语、自我描述语和读者介入语都明显少于西医科研论文。原因可能是中医科研论文作者对方法部分的重要性认识不够。更主要的原因是，方法部分通常被认为是科研论文中最为客观的部分，应该注重科学知识和事实，而不是实施研究的人（Hyland，2014：89-144），所以作者一般会尽量客观地陈述事实，避免使用表露个人身份和态度立场的语言资源。实际上,作为科研论文正文重要组成部分,方法部分更需要使用元话语资源构建作者身份,完成作者和读者的互动。

上述问题反映出,国内中医药领域科研人员和学者在论文译写过程中或多或少忽略了语篇互动性和人际意义。帮助他们了解医学科研论文语篇互动的意义和性质特点、指导他们领会医学学术社团各种相关规约、掌握多种互动方式以规避读者可能发出的批评和反对之声并建立多声音协商,对于他们维护学术立场、建构有效论证、获得学术认同非常必要。

2. 思考

引言(1)选自期刊《中国结合医学杂志》(*Chinese Journal of Integrative Medicine*)中的"Effect of Zuogui Pill (左归丸) on monoamine neurotransmitters and sex hormones in climacteric rats with panic attack"一文,引言(2)选自期刊《英国医学杂志》中的"Effects of glucagon-like peptide-1 receptor agonists on weight loss: Systematic review and meta-analyses of randomised controlled trials"一文。请将两则引言部分出现的交互式话语和互动式话语填入表6,并对比两者的语篇互动性特征。

引言(1)

Panic attacks, also called acute anxiety attacks, are one type of anxiety disorder characterized by repeated sudden occurrence and intermittent episodes. When panic attacks happen in climacteric women, they are characterized by psychological symptoms (anxiety, fear of dying, and feeling of losing control) and physical symptoms (shortness of breath, heart palpitations, and chest pain or pressure). According to neurochemical and neurobiological evidence, monoamine neurotransmitters 5-hydroxytryptamine (5-HT) and noradrenalin (NE) may play an important role in the pathogenesis of panic attacks.

Panic attacks occur 2 to 3 times more frequently in females than in males. Female hormone fluctuations due to the menstrual cycle, pregnancy, oral contraceptives and menopause affect the course of panic attack. In the theory of Chinese medicine, Shen (Kidney) deficiency is one of the essential features of menopause in women. Our previous clinical experiences have demonstrated that Zuogui Pill (左归丸, ZGP), one of the classical Shenreplenishing prescriptions, may improve the symptoms of panic attack in climacteric women. In this study, we observed the effects of ZGP on monoamine neurotransmitters and sex hormones in climacteric rats with induced panic attacks to offer more evidence for its clinical use. (Selected from *Chin J Integr Med*, 2017, 23(3): 190-195)

引言(2)

In the United States, more than two thirds of the population is overweight (body mass index 25-29.9) or obese (body mass index ≥30). This proportion is smaller in Europe, but continues to increase. The World Health Organization estimates that 1. 5 billion adults worldwide are overweight and 500 million are obese. Almost three million adults die each year as a result of being overweight or obese. An estimated 44% of the burden for diabetes has been attributed to these weight problems, as well as 23% and 7-41% of the burdens for ischaemic heart disease and specific cancers, respectively.

Weight loss is not easily accomplished or maintained. Meta-analyses of clinical trials on non-pharmacological strategies for weight reduction have reported 1-6 kg losses that have been difficult to maintain. Meta-analyses of sibutramine and orlistat trials report average weight reductions of 3 kg to 5 kg, but some of the included trials had attrition rates of up to 50% that were possibly due to adverse events, suggesting that the interventions could be less effective in clinical practice. Meta-analyses have found that bariatric surgery reduces long term mortality in obese patients, but the safety risks and the costs of this intervention limit the use for large patient populations.

The risk of developing diabetes escalates with the degree of excess body weight, increasing threefold with a body mass index of 25. 0 to

29.9, and 20-fold with an index of 35 and higher compared with a healthy index of 18.5-24.9. The difficulties encountered in the management of type-2 diabetes are indicated by the low proportion (<50%) of patients treated to therapeutic goals. Problems in treatment management might be related to shortcomings with the currently available drugs, including insulin, hypoglycaemia (sulphonylureas, repaglinides, andinsulin), and gastrointestinal side effects (metformin and alpha glucosidase inhibitors).

Glucagon-like peptide-1 (GLP-1) is a gut hormone that is secreted from the intestine in response to meal ingestion. GLP-1 based therapy was recently introduced as a new treatment for patients with type-2 diabetes mellitus. Treatment with GLP-1 enhances the endogenous secretion of insulin induced by meal ingestion and inhibits glucagon secretion, thereby improving glucose homoeostasis. Notably, it also suppresses food intake and appetite. Trials of patients with type 2 diabetes suggest that agonists of GLP-1 receptor (GLP-1R) have beneficial effects on metabolic regulation and could lead to weight loss. We did a systematic review and meta-analysis to provide an up to date overview of the beneficial and harmful effects of GLP-1R agonists in patients who are overweight or obese. (Selected from *BMJ*, 2012, Jan. 10: 1-11)

表 6　引言(1)和引言(2)元话语资源对比

元话语种类		引言(1)	引言(2)
交互式元话语	过渡语		
	框架语		
	内指语		
	证源语		
	解释语		

续　表

元话语种类		引言(1)	引言(2)
互动式元话语	模糊限制语		
	强调语		
	态度语		
	读者介入语		
	自我提及语		

第二节　政府文书修辞方式对比分析

2016 年 12 月 6 日发布的《中国的中医药》白皮书是中国政府首次就中医药发展发表的白皮书,体现了中医药文化的现实意义与我国政府坚持发展中医药的决心。政府白皮书是表明中国政府在重大问题上的政治主张、原则立场及有关情况进展的官方文书(苏新春、刘锐,2015：22-32),具有显著的政治功能。作为对外宣传的重要载体和途径,中国政府白皮书已成为国际社会了解中国的重要窗口(刘朋,2010：156)。翻译政治话语的目的就是让国外受众"听到""听懂"中国政治话语,更为有效地构建中国国际形象(谢莉、王银,2018：9)。随着中国经济实力和综合国力的提升,中国更加需要提升话语的国际影响力,获得国际社会的认同。研究如何根据我国政府主体的自我意图,运用国际社会、国外受众乐于接受的话语方式和易于理解的语言,形成符合中国国情的中医药白皮书话语模式与表达方式就显得尤为重要。

一、汉英语篇修辞方式差异与平行文本语料构成

1. 汉英语篇修辞方式差异

《中国的中医药》白皮书英译本属于政府文书修辞范畴,面对的主要是西方受众,即西方政界、医学学术界或对中医药发展感兴趣的大众。当代西方修辞理论认为,修辞无所不在,任何话语都是修辞行为和修辞过程。修辞是通过语言或

文字的象征手段,与受众建立认同、进行说服的论辩活动,其目的是获得受众对修辞者所述观点的认可赞同,乃至促成其观点或行为的改变(陈小慰,2015:76-82)。中西方不同的语言和文化导致了不同的修辞偏好,西方受众在接触别国文化时,往往会用自己的尺度加以衡量,并且通常会排斥不符合自己预期的修辞方式(ibid.)。根据西方修辞理论框架,汉英语篇在话语信度、诉求策略和话语建构方式三个方面存在修辞差异。任何文化都有为自己受众所认同的有效说理论证话语,所谓有效,在于能够感动听众,使其对某个事实或思想深信不疑,话语的可信度和中西方的社会文化和社会政治语境相关(陈小慰,2017:35)。诉求策略指在翻译中选择使用容易激发听众情感的语言象征(ibid.)。虽然汉英政府文书都诉诸内容的客观性、数据的真实性和事实的权威性,但运用的语言策略有所差异。因为汉英民族文化背景、价值观念、思维方式与语言逻辑观不同,话语的建构方式也存在明显差异。

胡范铸教授首创了国家形象修辞学的概念,把国家形象和社会发展置于当代修辞学的核心位置。他认为国家形象的传播是一种修辞行为,"是一个国家及有关的机构或个人为了维护或者改变一个国家的形象所采取的语言活动(修辞活动)"(胡范铸,2017:15-18)。有效的国家形象修辞的模型以言语行为分析为核心,即"某言语主体在一定的人际框架和语境中,根据自己的意图,组织并发出一段话语,另外的言语主体接收这一话语并作出有关联反应的游戏"(ibid.)。这里的"人际框架"应同时包含"我""你""他","我"是话语的叙述者;"你"是话语的听话者,即目标受众;"他"是话语的监控者,即国际社会的非目标受众。有效的话语需要"我""你""他"多重主体之间关系的互动与转化,不但需要分析"我"说什么、怎么说,更要研究"你"以及"他"怎么听,是否有兴趣听(ibid.)。可见,国家形象"不仅是一种主体的'自我定位',更是一种以国际语境为参照的自我认识,是一个主体依据自我意图和'世界语语法'发出的促进国际和谐对话的主体间性话语",需要"博弈性地运用自己的资源,运用国际社会能够清晰辨识、容易理解、可能认同的语言,真实地叙述,实现自己语言意图的过程"(ibid.)。因此,在翻译政府公文的过程中有必要了解西方受众在话语信度、诉求策略和话语建构方式的习惯,这样才可能在翻译中对中文公文呈现的修辞手段和语言策略有针对性地进行调整,以符合西方受众这方面的期望,促成受众接受文中提出的观点,提升译文在国际社会的接受度。

2. 平行文本语料构成

对比分析语料由《中国的中医药》(*Traditional Chinese Medicine in China*)①和《世卫组织 2014 – 2023 年传统医学战略》(*WHO Traditional Medicine Strategy 2014 – 2023*)②(以下简称《传统医学战略》)两组语料构成。《传统医学战略》根据世界卫生大会关于传统医学的决议制定,于 2014 年 5 月 24 日在世界卫生组织第 67 届世界卫生大会上审议并通过,共计 21 355 个字,旨在支持会员国通过掌握、利用传统医学,推动卫生保健事业发展,提升人民健康和福祉;研究、监管传统医学产品和技术服务的提供和实践,并酌情将产品和服务纳入卫生系统,加强传统和补充医学的安全和有效使用。《传统医学战略》为每项目标规定了若干行动指南以具体指导会员国、合作伙伴、利益方以及世界卫生组织行动,并支持会员国根据本国的发展能力和重点,以及相关法规制定和实施战略计划③。可见,《传统医学战略》旨在为目标受众提供和传统医学相关的信息,并力图说服目标受众接受文中提出的观点,并采取相应的行动。《传统医学战略》英文版反映了国际较高水平的政府文书规范,适合作为语料分析标准。中国政府根据《传统医学战略》提出的战略目标,结合我国国情,把中医药发展上升为国家战略,研究制定了我国中医药发展战略,并在此基础上制定、颁布《中国的中医药》白皮书,就中医药发展这一重要议题,向全体国民、国际社会报告中国的状况。白皮书全文 9 000 余字,基于事实与数据,系统介绍了中医药的发展脉络及其特点,充分阐述了中国发展中医药的国家政策和主要措施,展示了中医药的科学价值和文化特点④,力图促进世界对中医药的全面了解,增强国际社会对中医药的认可度。下文将基于西方修辞理论框架对比分析《中国的中医药》英译本与《传统医学战略》英语版的文本特征,探究两组语料在话语信度、诉求策略、话语建构方式上可能存在的共同与差异之处,以及对提升中医药政府文书在国际社会接受度的启示。

---

① 《中国的中医药》英文版详见 http://www.scio.gov.cn/zfbps/。
② 《传统医学战略》英文版详见 https://www.who.int/publications/list/traditional_medicine_strategy/zh/。
③ 《传统医学战略》内容介绍详见 https://www.who.int/publications/list/traditional_medicine_strategy/zh/。
④ 《中国的中医药》内容介绍详见 http://www.scio.gov.cn/xwfbh/xwbfbh/wqfbh/33978/35585/index.htm。

二、平行文本对比分析

1. 话语可信度

政府文书往往通过客观的内容、权威的事实与真实的数据增强话语的可信度。在西方修辞传统的熏陶下,西方受众十分看重话语可信度。不管事实本身价值如何,有丰富多样的事实和数据,有权威可信的证源总是听起来更有说服力。《传统医学战略》引用了世卫组织相关会议与调查结果、会员国有关调查结果及世卫组织总干事的引言,并对文中提到的大部分概念、数据都提供了网址供参考,50 多条参考文献也提供了充分的信息来源依据。证源的广泛性、可靠性无疑能够增强内容的可信度。《中国的中医药》援引了《中华人民共和国宪法》、国务院颁布的有关法律和法规、世界卫生组织调查的结果,以及习近平总书记的讲话、达尔文等知名科学家的引言,但没有附上证源。在语言层面,"statistics""data""studies""result""show""indicate""finding"等表明数字与事实来源的标识语在《传统医学战略》中出现的频率为 0.44%(共 93 次),而这些标示语在《中国的中医药》中很少出现。举例说明如下:

[例 1] 截至 2015 年年底,全国有高等中医药院校 42 所(其中独立设置的本科中医药院校 25 所),200 余所高等西医药院校或非医药院校设置中医药专业,在校学生总数达 75.2 万人。

英译:By the end of 2015, there were throughout the country 42 institutions of higher learning in TCM (including 25 TCM colleges), and more than 200 Western medicine institutions of higher learning or non-medical higher learning institutions offering programs in TCM, enrolling in total as many as 752,000 students. (《中国的中医药》)

对比句:For example, the number of Member States providing high-level T&CM education programmes including Bachelor, Master and Doctoral degrees at university level has increased from only a few to 39, representing 30% of the surveyed countries (Figure 3). (《传统医学战略》)

分析：以上两句都用数据介绍了传统医学的高等教育状况，《中国的中医药》没有交代数据来源，《传统医学战略》用表格的形式呈现数字，并在图 3 中注明数字出处。和《中国的中医药》单一的文字表述相比，《传统医学战略》擅长运用框架图、柱状图、饼图、表格等多样化、直观化的形式呈现数字，以提升事实与数据的科学性和可接受度。

2. 诉求策略

两组语料采用不同的诉求策略说服、感染受众，增强对受众的吸引力和影响力。《中国的中医药》的译文通过体现中医药名词术语的文化内涵，激发生活在不同历史、文化语境中的西方受众的共鸣。英文政府文书根据西方文化和学术规约，注重积极建立与受众的协商空间，拉近与他们的距离，进而形成同盟，促成他们接受文中的观点，因此语言表达一般较为节制、冷静、含蓄。

［例 2］ 同时期的《神农本草经》，概括论述了君臣佐使、七情合和、四气五味等药物配伍和药性理论，对于合理处方、安全用药、提高疗效具有十分重要的指导作用，为中药学理论体系的形成与发展奠定了基础。

英译：The *Shen Nong Ben Cao Jing（Shennong's Classic of Materia Medica）*—another masterpiece of medical literature appeared during this period—outlines the theory of the compatibility of medicinal ingredients. For example，it holds that a prescription should include at the same time the jun（or sovereign），chen（or minister），zuo（or assistant）and shi（or messenger）ingredient drugs，and should give expression to the harmony of the seven emotions as well as the properties of drugs known as "four natures" and "five flavors". (《中国的中医药》)

分析：译者在翻译《神农百草经》名称时，采用拼音加直译的方法，并增译同位语表明该著作在历史上的地位。"君臣佐使"拼音加直译的译法凸显中医特色，同时添加"ingredient drugs"表明其属性。"四气五味"除直译外，增译"the properties of drugs"帮助西方读者了解其涵义。直译、音译和深度翻译的灵活使用有助于以海外读者容易理解的方式传递中医药医理和文化内涵，实现白皮书的政治功能和宣传目的。

〔例 3〕 At the same time，with prevailing current global financial constraints，use of TCM for health promotion，self-health care and disease prevention <u>may actually</u> reduce healthcare costs. (《传统医学战略》)

分析：该译文一方面用"actually"表明立场，即传统医学确实可以缓解全球的经济压力，另一方面用"may"缓和了强烈的语气，承认也有其他的可能性，从而将读者带入协商空间，在这个问题上结成同盟，进而提升话语的国际社会接受度。

〔例 4〕 <u>In order to build a knowledge-based TCM policy</u>，the following information must be obtained and analysed：why are people using it，when are people using it，what are the benefits，who is delivering it and what are their qualifications? (《传统医学战略》)

分析：《传统医学战略》擅长运用语言策略，消除受众可能存在的疑惑与不解，令受众信服。如本例以介词短语"in order to"开头，说明收集、分析相关信息的目的是将传统医学政策的制定建立在信息和知识的基础上，便于各国受众能更好地理解开展调查的必要性。

〔例 5〕 <u>Regardless of reasons for seeking out TCM</u>, there is <u>little doubt</u> that interest has grown，and will <u>almost certainly</u> continue to grow，around the world. (《传统医学战略》)

分析：英译本用"regardless of"引导让步短语，承认每个国家出于不同的原因寻求传统医学的发展，并在主句用"little doubt""certainly"强烈地表明了对传统医学总体发展趋势的肯定，以及对未来发展的信心，从而给不同意见的受众提供了协商的余地，易于他们接受文中的观点。

3. 话语建构方式

英语重形合，通过分词、介词、连词等手段使全文语义连贯，结构紧凑，这种显性的关系使得受众很容易明白全文的逻辑关系;而汉语重意合,通过句子间内在意义,而不是连接词明确句子间关系(陈小慰、汪玲玲,2017:33)。《中国的中医药》的译者基于英汉语言表达方式差异对译文进行了相应调整,显示出了良好的读者意识,并取得了理想的传播效果,这里不再赘述。

三、小结与思考

1. 小结

由以上分析可见,两组语料都应用了大量事实与数据,注重描述客观事实、传递真实信息,具备较高的可信度。《中国的中医药》英译版在中医药文化负载词的翻译等方面体现出较强的受众意识,全文语义连贯,逻辑关系明晰。为进一步提升译文的效果,《中国的中医药》可以从以下两个方面进行翻译调整:① 呈现事实与数据的表现方式比较单一、证源不够多元化、数字与事实来源的标识语出现较少,可通过增加图表和标识语、多元化数据来源等手段提升话语可信度。② 与读者的协商空间构建不足,语气协商度不够,可通过诉诸阐述目的与原因的短语或句子,减少使用强调语,适当增加模糊限制语,以及使用让步、转折短语与句子等手段拉近与读者的距离,促使他们接受文中的观点。综上,虽然中医药政府白皮书具有政府权威性,但为了提升国外受众的认可度与吸引力,译者可以在忠实于内容的前提下,适当运用修辞方式与语言策略,从话语可信度、诉求策略、话语建构等方面对译文进行微调,译出质量高、符合中国国情,同时为国外受众所喜闻乐见的译文,从而提升中医药文化形象和国际话语权。

2. 思考

以你熟悉的中医文本为例,分析汉英语篇在话语可信度、诉求策略和话语建构方式上存在的修辞差异及翻译调整方法。

本章以中医药科研论文和政府文书两种文本为例,阐述了受众意识对中医药外宣翻译策略选择的重要作用。第一节采用定量、定性相结合的方法,对比分析了中、西医英文科研论文在语篇互动性上的差异。结果发现,和西医科研论文相比,中医药科研论文在引导读者识别语篇脉络、和读者进行互动协商、承认和尊重学术领域中的多种声音、构建作者身份等方面存在不足,这些不足在论文的方法部分中表现得尤为明显。为维护学术立场、建构有效论证、获得国际学术认同,中医药科研论文作者或译者有必要充分领会医学学术社团各种相关规约,掌握多种互动方式并建立多方声音协商。第二节运用西方修辞理论框架,从话语信度、诉求策略和话语建构方式三个方面对比分析《中国的中医药》白皮书英译本和《传统医学战略》英语版的修辞差异,发现前者在事实与数据多样化、证源多元化、与读者协商空间及运用语言策略认同多方声音上存在不足。运用恰当的修辞方式与语言策略进行翻译调整将有助于提升政府文书译文的传播力和中医药文化形象塑造。

第五章

意识形态视角下中医药
新闻文本编译

　　新闻文本具有"传递信息"与"舆论导向"两大根本功能,即在发挥新闻报道的信息功能的同时隐藏着对目标受众进行信息传播的意识形态含义(赖彦、辛斌,2012:32),"新闻媒体发出的声音其实是代表了它们所服务的机构和读者发出的声音,这里面的意识形态和民族情感是不言而喻的"(张美芳,2011:54)。一个国家重要的新闻媒体大部分为政府代言人,传达着社会主流的声音。有关中医药的新闻是中医药文化形象建构的重要载体之一,对提升中医药国际话语权发挥着重要作用。当前西方主流媒体仍占据着话语霸权地位,有关中医药的负面言论通过舆论媒介的传播,阻碍了国外受众对中医药全面了解,甚至对我国的国家形象构成了挑战和威胁,因此非常有必要加强对中医药新闻英译的研究,有效传播符合中国国情的中医药"新概念、新范畴、新表述"(张健,2016:174)。

　　由于报道受众对象有别以及国内外的社会制度、文化背景、意识形态等存在较大的差异,英语新闻写作与汉语新闻写作在用词、语法、篇章结构等方面具有各自的特点。要让外国读者看懂、听懂我们编译和播发的英文新闻,就必须学会用西方读者的思维方式思考,借用他们的表达方式和新闻写作方法进行新闻编译(transediting)或写作(刘其中,2009:3)。新闻英语主要有三类体裁:消息(news)、特写(features)和新闻评论(commentaries and columns)。本章聚焦新闻消息与新闻评论,以国内外涉及中医药的英语新闻为例,对比两者运用的介入策略与叙事方式的差异,分析其对中医药文化形象塑造产生的影响,并提出对新闻编译和写作的建议。

第一节　新闻消息介入策略和中国国际形象塑造

消息是以简要的文字迅速报道新闻事实的一种体裁,是最广泛、最常用的新闻体裁(张健,2016:28)。本节采用评价理论(Appraisal Theory)中的介入(engagement)评价系统(Martin & Rose,2014:25-63),对比分析中、西方报刊英文新闻消息为实现"传递信息"与"舆论导向"两大根本功能所运用的对话交际策略,以及其所映射的不同的中国国际形象。

一、研究设计

1. 介入评价系统

对话交际性是语篇的本质特征,巴赫金(Bakhtin,1984)认为所有话语都是彼此关联、相互对话的。对话意义潜势对于实现新闻语篇的"传递信息"与"舆论导向"两大根本功能发挥着重要的作用,在本质上承载着两者的动态互动关系。

介入评价系统能体现各种观点在语篇内外的博弈,以及作者如何与读者建立同盟关系。介入策略分为"单声"和"多声"两大类。当话语没有涉及他人声音或观点时为"单声",话语空间里只有作者的声音,表述的命题绝对正确,无须讨论或辩驳。当话语引起或允许对话性声音或观点选择时,则为"多声",呈现给读者中立客观的态度和包容开放的姿态(蒋国东、陈许,2017:7)。"多声"又分为"对话收缩"(dialogistic contraction)和"对话扩展"(dialogistic expansion)两种策略,前者是指语篇引入多种声音后对其中某些声音进行限制,以缩小对话空间;后者是指语篇引入某种声音后积极唤起其他声音,以扩大对话空间。两种策略又可被进一步细分。各种介入策略相互制约,营造出语篇的对话空间。与其他介入系统分析框架相比,"收缩""扩展"的划分方法更能突出对话性的根本特征,便于人们理解介入资源对语篇对话性可能具有的影响和区分,因此为大多数研究者所接受(王振华、路洋,2010:52)。为便于实际操作,本研究在参考韩礼德(Halliday,1994)对英语情态词语的高、中、低值的分类(转引自 Martin & Rose,2014:53)以及国内研究人员(赖彦、辛斌,2012:25-32;蒋国东、陈许,2017:6-9)表述的基础上,对介入评价系统中多声介入策略的分类、功能以及词汇手段进行了整理和归纳,参见表 7。

表 7　多声介入策略的分类、功能与词汇手段

多声介入策略		功　能	分　类	功　能	词汇手段举例
对话收缩	否认	直接排斥或驳斥某观点,压缩协商空间。	否定	否定以前存在的状态或性质	not/never/nobody
			对立	推翻相反观点,呈现并强化作者立场	but/however/nevertheless
	声明	明确支持某观点,间接压制其他立场,以紧缩对话空间。	同意	清楚表明与读者结盟的立场,或体现态度的让步	certainly/clearly/still/even if
			宣称	表达命题态度,对潜在对话立场进行回应	announce
			认可	强调被引述内容的合理性和可靠性	confirm/demonstrate
对话扩展	引发	暗示某观点(通常是作者观点)只是多种观点中的一种,愿意把其他声音纳入对话空间,进行平等协商。	高值情态	暗示较小程度的对话空间	must/ought to/need
			中值情态	暗示中等程度的对话空间	possibly/would/will/shall/should
			低值情态	暗示较大程度的对话空间	may/might/can/could
	摘引	明确表示某观点来自外部声音,转述别人的话语。	承认	暗示被引述方非唯一声音,联想其他观点	say/know/regard as/ deem
			疏远	引述观点的对话立场是作者不赞同的	claim

2. 平行文本语料构成

中医药动物药物是中西方报刊中颇有争议的话题之一。2018 年 10 月 29 日国务院发布的《关于严格管制犀牛和虎及其制品经营利用活动的通知》(以下简称《通知》)引发了西方媒体较多负面报道,随后国务院宣布,推迟执行该通知。研究语料选自中西方主流报刊从中国国务院发布《通知》之日起发布的相关新闻消息。国内新闻语料选自《中国日报》(*China Daily*)与《人民日报》海外版(*People's Daily*)刊登的 10 篇新闻消息,共计 4 779 个单词。这两份报纸均是

向海外传播中国声音的重要窗口，尤其《中国日报》是国外报刊转载率最高的中国报纸。西方新闻语料包括美国的《纽约时报》(*The New York Times*)和《华盛顿邮报》(*The Washington Post*)刊登的 10 篇新闻消息，共计 9 672 个单词。这两份报纸均为美国权威性报纸，舆论影响力较大。本书只对新闻消息的标题与正文部分进行语料分析，忽略图片、报道时间、来源等其他部分。

3. 研究方法和具体问题

在确定分析框架后，我们应用数据统计的方法对语料进行分析，并结合定性描述和举例试图回答以下具体问题：① 中西方新闻报道在单声与多声介入策略的出现频率与占比方面存在哪些差异？② 中西方新闻报道在"对话收缩"与"对话扩展"策略的出现频率与占比方面存在哪些总体差异和具体差异？③ 这些差异如何塑造了不同的中国国际形象？鉴于语篇的对话性与上下文文本内容紧密相关，我们采用了人工标记、计算机辅助统计等方法，以确保准确率和可靠性。因为中西方新闻消息语料字数相差较大，我们以每 1 000 个单词作为统计的单位标准。

二、研究结果与讨论

从表 8 可见，中西方主流报刊的新闻消息都以多声对话为主，表明中西方报刊与不同立场的多种声音进行协商、展开对话的意愿都比较强烈。其中西方新闻消息使用多声策略的频率(53.7)是单声(18.6)的 3 倍，而且高于中方新闻消息的对应值(48.8)，从而呈现出更强的多声对话趋势。

表 8　中西方新闻消息单声与多声介入策略出现频数和占比对比

介入策略		中方新闻消息		西方新闻消息	
		出现频数/1 000 词	占比(%)	出现频数/1 000 词	占比(%)
单声		25.1	34	18.6	25.7
多声	对话收缩	16.3	22.1	22.2	30.7
	对话扩展	32.5	43.9	31.5	43.6
	小计	48.8	66	53.7	74.3
总计		73.9	100	72.3	100

1. "对话收缩"策略及体现的中国形象对比

　　"对话收缩"策略包括"否认"（disclaim）以及"声明"（proclaim）两种细分策略。从表9首先可以看出，中西方新闻中出现的"对话收缩"策略绝大部分都属于"否认"策略，表明中西方报纸都通过驳斥不同评价立场的声音，达到说服读者支持作者观点的目的。中西方新闻报道的差异也非常明显：西方报纸使用的"否认"策略频率（18.5）及占比（25.6）分别高于中方数值（14.6,19.7），说明西方报纸在对话中更倾向发出否认的声音，从而较大程度地关闭了对话空间，使命题变得更加无可辩驳；从"声明"策略的使用情况来看，西方报纸使用的"声明"策略频率（3.7）及占比（5.1）都分别高于中方（1.7,2.4），表明西方报纸对野生动物的保护立场较为激进，而中方报纸的态度比较缓和。其次，从具体策略使用来看，西方报纸最常使用的收缩策略是"对立"（17）、"否定"（8.6）与"同意"（2.5），而中方最常使用的收缩资源是"否定"（10.1）、"对立"（9.6）与"同意"（1.5）。虽然中西方新闻报道使用的策略有所侧重，但都起到收缩对话空间的作用，同时体现了中西方不同的意识形态与价值观，呈现出不同的中国形象，举例分析如下，其中例1和例2选自西方新闻语料，例3和例4选自中方新闻语料。

表 9　中西方新闻报道"对话收缩"策略出现频数和比例对比

对话收缩策略		中方新闻消息		西方新闻消息	
		出现频数/1 000 词	占比（%）	出现频数/1 000 词	占比（%）
否认	否定	7.5	10.1	6.2	8.6
	对立	7.1	9.6	12.3	17
	小计	14.6	19.7	18.5	25.6
声明	同意	1.1	1.5	1.8	2.5
	宣称	0.2	0.3	0.8	1.1
	认可	0.4	0.6	1.1	1.5
	小计	1.7	2.4	3.7	5.1
总计		16.3	22.1	22.2	30.7

[例1] But，as Dr. Nijman pointed out，any solutions for tackling illegal wildlife trade are <u>unlikely</u> to work <u>without</u> the involvement of one major player：China. From ivory to pangolin scales，totoaba bladders to shark fins，the country has a ravenous appetite for wildlife products.

分析：西方报道用否定词语"but"以及双重否定结构"unlikely...without"对前面出现的观点进行了驳斥，提出自己的立场，即"中国是解决野生动物非法交易问题的关键""中国极度需求野生动物制品"，从而不实地呈现出一个在野生动物保护方面负面的中国国际形象。

[例2] <u>Although</u> the draft law does authorize strong criminal sanctions for the illegal purchase and sale of endangered species，it does not criminalize possession，making it hard to enforce.

分析：西方报道首先用让步连接词"although"承认一个事实，即这个草案的确规定严惩濒危动物非法交易，然后提出质疑，表明无法实施规定的原因，引导读者错误地得出草案并没有起到保护野生动物的作用的负面结论。

[例3] Administration spokesman Huang Caiyi said the central government has <u>not</u> changed its stance on wildlife protection and will <u>not</u> ease its crackdown on illegal trafficking and trade of rhino and tiger products，or other criminal activity.

分析：中方报道用两个"not"表明了中国政府的坚定立场：不会改变对野生动物保护的立场，也不会放松对犀牛与老虎制品非法买卖的制裁，从而有力驳斥了质疑的声音，树立了中国致力于世界野生动物保护、绝不姑息非法交易的正面形象。

[例4] <u>Although</u> TCM was developed in the daily lives of the Chinese people in their fight against diseases，it has been widely accepted as a medical science. Yang Jukui，a retired head of a Shanxi TCM factory，noted that China is lagging behind Japan and Germany in TCM pharmacological studies and techniques to extract effective components.

分析：中方报道首先承认中医药是人们在与疾病斗争的日常生活中发展起来的，然后指出尽管如此，中医药已被广泛认为是医学科学。后一句通过引用，指出中国在中药研发、提取有效成分方面已经落后日本、德国。一个勇于承认不足、加快推进传统中医药现代化的中国正面形象呈现了出来。

2. "对话扩展"策略及体现的中国形象对比

对话扩展策略包括"引发"（entertain）与"摘引"（attribute）两种细分策略。从表10可见，西方新闻报道中"引发"与"摘引"两种策略出现频率及占比都与中方相应值接近，而且中西方新闻报道中出现频率及占比最高的对话扩展策略都是"承认"。实际上，"承认"策略也是全部介入策略中占比最高的一种，表明中西方报刊新闻的作者都擅长通过引述别人话语，达到支持自己观点、让所言内容显得客观、提升报道可信度的效果。同时，我们发现西方报刊应用"疏远"策略的频率（2.8）与占比（3.9）高于中方（2.1，2.8），说明西方报道对不同声音的认同度稍低，挑战不同观点的可能性更大一些。

表 10　中西方新闻报道"对话扩展"策略出现频数和比例对比

对话扩展策略		中方新闻消息		西方新闻消息	
		出现频数/1 000 词	占比（%）	出现频数/1 000 词	占比（%）
引发	高值情态	3.6	4.9	0.6	0.8
	中值情态	8.4	11.4	7.5	10.4
	低值情态	3.3	4.4	7.2	10
	小计	15.3	20.7	15.3	21.2
摘引	承认	15.1	20.4	13.4	18.5
	疏远	2.1	2.8	2.8	3.9
	小计	17.2	23.2	16.2	22.4
总计		32.5	43.9	31.5	43.6

为进一步分析中西方新闻消息的客观性与可信度,我们对"摘引"的引用形式以及转述对象来源做了进一步分析。结果发现西方新闻报道中直接引用是每千字 10.3 次,比中方报道高出一倍,达到了增强新闻真实性、可信度,保留原话风格的效果。我们还发现中西方新闻报道转述对象的来源及占比有很大不同。统计结果表明,西方新闻报道中转述对象出现频率是每千字 13.34 次,明显高于中方的 9.7 次。西方新闻报道的采访对象主要来自中国(28%)、国际组织(27.1%)、非洲(17.1%)、英美西方国家(3.9%)以及亚洲其他国家(1.6%),还有 22.5%的转述是匿名的。虽然西方新闻报道中匿名的数量是中方的两倍,一定程度上削弱了信息的可信度,但不可否认的是,丰富的转述话语体现出西方报刊新闻信息量大、报道面广、对话包容性强的特点,大大增强了报道的权威性、公平性以及可信度。相较之下,中文报道转述话语全部来自中国国内,来源较单一,导致国际视野受限。

同时,从表 10 还可看出,与中方新闻报道相比,西方新闻报道出现的"引发"策略中的高值情态词语较少、中值情态词语数量相当、低情态词语较多,可见西方报道使用的情态词语强度更加缓和,对话空间更大,从而折射出中西方不同的意识形态、价值观和中国形象。举例分析如下,其中例 5、例 6 选自西方新闻语料,例 7、例 8 选自中方新闻语料。

[例 5] Dr. Nijman emphasized that global collaboration — and perhaps compromise — with China might be key to solving the much bigger challenge of illegal wildlife trade. "That means trying to better understand the Chinese way of thinking and working directly with them for solutions," he said. "The solutions may not be the ones we initially thought were perhaps best from our Western perspective, but ultimately they may be the only way forward."

分析:这段西方报刊报道多次使用中值情态词语"possible",低值情态词语"may""might",表明西方报刊对中国处理野生动物保护问题持有谨慎、怀疑的态度。采访对象虽然承认解决这个问题的复杂性,但也暗示中国在野生动物保护方面很难取得国际社会期待的进步。

[例6]　"Not only could this lead to the risk of legal trade providing cover to illegal trade，this policy will also stimulate demand that had otherwise declined since the ban was put in place，"said Margaret Kinnaird，wildlife practice leader at the World Wildlife Fund.

分析：与例5不确定的态度不同，这篇西方报道用比较肯定的语气指出中国颁布的这个法规不仅会给野生动物非法交易提供合法的幌子，还会刺激动物制品的需求，促使读者误认为中国政府颁布的《通知》将给野生动物保护带来威胁。

[例7]　It also demands better protection of rhinos and tigers，noting that public education is key. The public should be guided to stay away from illegally purchasing such products and transporting them from abroad.

分析：中方报道用两个强度较高的情态词语"demand""should"，强烈表达出加强对犀牛与老虎的保护、提升野生动物保护意识的重要性和必要性，表明了中国政府对保护野生动物的决心。

[例8]　TCM has a large growth potential，but the country must first solve the lingering problems for the sector，including the lack of science and technology，as well as planting and processing standards，Nie said.

分析：中国报道首先承认中医药发展的潜能，然后用"must"表明中国首先必须解决中医药发展中存在的科技创新与标准化这两个问题，从而树立了一个开放创新、与时俱进的中国的正面形象。

三、小结与思考

1. 小结

从以上分析可以看出，中西方新闻报道在多声协商方面存在一些共同点：

都主要通过第三方转述,利用"承认"策略,提升话语的对话协商性,创造对话空间,赢得读者认同,同时利用"否认"策略驳斥对方观点,明确自己的观点。两者存在的不同之处主要有:西方新闻报道的转述数量更多,对象更加多元化、国际化,显示出更强的包容性、客观性以及可信度,这一点在其他学者的研究结果中也得到了证实(汪世蓉,2015:129)。同时,西方报界为说服读者站到自己一边,通过广泛应用"对立"和"疏远"策略,更加旗帜鲜明地表明自己的立场,无形中与读者结成评价同盟。

中西方新闻报道呈现的介入策略差异,在某种程度上反映出中西方意识形态与价值观方面的差异,分别塑造了较为正面和负面的中国国际形象。西方报道虽然承认中国在野生动物保护方面取得的进步,但对中国颁布野生动物法规的正面作用持否定态度,呈现给读者的是一个有可能威胁野生动物生存与保护的负面形象。中国报界报道则呈现了一个努力平衡中医药发展与野生动物保护、兼顾文化传统保护与技术改革创新、致力于世界生态和谐发展的正面的中国形象。国内新闻译写者通过弥补国内新闻消息语篇在对话性方面的不足,丰富其对话交际性,提升转述对象的多元化、国际化特点,增强报道的包容性、客观性与可信度,可以更好地对外传递中国在中医药重大事件上的态度、立场,从而更好地提升中国的国际形象。

2. 思考

从《中国日报》或《人民日报》海外版选择一篇中医药英文新闻报道,分析介入策略的运用,并思考如何通过策略的运用塑造正面、立体的中国国际形象。

第二节　新闻评论叙事性和中国国际形象他塑①

新闻评论是"英语传媒的灵魂,以议论见长,据事说理,兼具新闻性和政治性的特点"(张健,2016:69)。新闻评论大体上可分为社论(editorial)、述评(review/commentary)和专栏言论(column)等文体。其中,社论属于"最重要的

---

① 本节选编自《从西方媒体对中医的新闻评论看中国文化形象他塑——基于〈自然〉杂志社论的叙事分析》(高芸,2019,1-4+12)。

评论文章,是代表报社编辑部就某一重大问题发表的权威性言论"(ibid.)。康拉德·C.芬克(Conrad C. Fink)指出评论写作与新闻报道写作的区别在于,新闻评论不仅为读者提供信息,还要提供建议、给出忠告、发出倡导、进行劝诱,引导读者通过纷纭复杂的事件报道接受文章观点,采取预期的态度与立场(2002：6)。虽然对社论类文章不要求其完全遵循真实性、客观性和公正性原则,但作者在发表主观意见的时候,必须以事实为依据,合乎逻辑,力求公正;就媒体而言,则应发表不同的意见或正反两方面的观点(孙有中,2009：273)。

2019年5月25日,第72届世界卫生大会审议通过了《国际疾病分类第11次修订本》(ICD-11),首次将传统医学纳入其中。西方媒体快速作出反应,英国《自然》杂志、美国有线电视新闻网等西方媒体纷纷对事件进行了新闻报道与评论。本节拟分析的语料是《自然》杂志2020年6月5日刊登的题为"The World Health Organization's decision about traditional Chinese medicine could backfire"(《世界卫生组织对中医药的决定可能会适得其反》)的社论①。《自然》杂志是国际权威学术杂志,是世界上最早报道和评论全球科技领域里重要突破的国际综合性科学周刊,其社论在媒体与学术界能够产生相当大的国际话语影响力,因此其文本非常具有代表性。

一、新闻评论的叙事性和文本特征分析

后经典叙事学代表人物蒙娜·贝克(Mona Baker,2006：3-23)提出,叙事不仅能反映现实,还能建构现实,具有一定的政治含义。作为表达观点的新闻体裁,新闻评论不可避免地具有意识形态的本质。以下将从叙事结构、叙事视角与叙事语言三个方面分析文本特征,并从意识形态以及与读者互动两个角度进行解析,以揭示叙述者如何向读者传递隐含的意识形态,并劝服读者接受文中观点。

1. 叙事结构分析

叙事结构主要是指"文本内部的叙述方式安排,为文章的结构"(董小英,2001：275)。西方媒体的社论往往提出并支持一种立场,通过富有逻辑性、说服力的论证,增强对读者的吸引力,引发读者以新的、不同的方式思考。本篇社论

---

① 全文详见 https：//www.nature.com/articles/d41586-019-01726-1。

的标题表明叙述者对于该事件所持怀疑甚至否定的立场。社论中，叙述者并没有采取西方媒体最常采用的"马拉犁"结构（即在导语中表明主题、解释议题和界定问题，在主体部分提供不同观点和调查研究结果，报道细节，并援引平衡的或相互对立的消息来源，在结论中提出见解、建议，号召读者有所作为）。该结构功能性强，但常常沉闷乏味（康拉德·芬克，2002：85）。为吸引、说服读者，该社论采取了"瓶—颈"结构，叙事结构与段落大意如表11所示。

表11　社论的叙事结构与段落大意

结构	段落	段　落　大　意
瓶颈	1	非洲的驴子濒临灭绝。
	2	中医药不仅导致驴子，还导致老虎、犀牛、海马以及穿山甲处于濒危的边缘。
过渡	3	没有证据显示这些动物制品取得所谓的疗效，对未经科学验证的中医提出质疑。
	4	中国政府投入大量资金用于中医的现代化、标准化，但这些疗法至今没有通过随机对照试验的严格验证。
瓶子	5	对将传统医学病症纳入疾病分类体系的担忧。
	6	传统医学的加入广受传统医学支持者好评。
	7	针对质疑，世界卫生组织强调这一决定并非针对特定疗法，只是提供一种诊断的标准参考。
	8	传统医学绝不应被放弃，重要的是分辨出其中的有利与有害的部分。
	9	纳入传统医学的可能后果是加速未经检验的疗法的普及。
	10	从大量基础与临床研究中搜寻证据将是传统医学面临的当务之急。世界卫生组织将传统医学纳入的做法是不可接受的。

从表11可见，在第一段，叙述者描述了一个读者能够确定的、辨认的动物——非洲濒临灭绝的驴子。叙述者首先用大量细节介绍非洲驴子价格之高，数量减少之多，迫使非洲国家采取措施禁止杀戮与出口，从而引起读者的震惊与好奇心。第二段指出是中医药导致了非洲驴子濒危，乃至对动物保护有毁灭性

的影响。叙述者接着迅速进入过渡段落，将读者带入更深入、更有意义的思考，指出中医本身理论的不科学性，以及中国政府对中医现代化、标准化模棱两可的态度。"瓶子"部分是故事的主体，叙述者针对世界卫生组织的观点，一方面承认传统中医药的可取之处，另一方面提出了质疑。最后一段旗帜鲜明地表明了自己的立场与观点。从社论的篇章结构可以看出，该文段落衔接严密，论证富有逻辑性，如每段的第一句话就构成了整篇文章的脉络，如下所示：

第一段首句：Donkeys are a hot item in Africa.

第二段首句：This donkey rush is driven by the annual 15-billion-yuan (US $2.2 billion) market for ejiao, a gelatin made by boiling donkey skins.

第三段首句：This situation is all the more troubling because there is little evidence that the preparations made from these animal products actually deliver the promised benefits.

第四段首句：Signals about TCM from the Chinese government are contradictory.

第五段首句：These mixed signals are now worryingly mirrored by the World Health Organization (WHO), which last week approved a new version of its International Classification of Diseases. . .

第六段首句：TCM practitioners around the world have celebrated its incorporation into the document as crucial for the international spread of the system.

第七自然段首句：From elsewhere, criticism has rained down on the WHO. The organization has defended its position.

第八段首句：Traditional medicine should certainly not be dismissed: sometimes it is all that's available in many parts of the world.

第九段首句：Even so, the WHO chapter on traditional medicine is likely to backfire.

第十段首句：In defending the inclusion of TCM, the WHO referred to a mission to "share evidence-based information".

文章每段的第 1 句话都起到了承上启下的作用,画线部分体现了段落间的紧密连贯与衔接,全文结尾句 "The WHO's association with medicines that are not properly tested and could even be harmful is unacceptable for the body that has the greatest responsibility and power to protect human health." 总结性地表明了作者观点。全文一气呵成,符合西方读者的认知与叙述方式,对读者具有较强的说服力与吸引力。

2. 叙事视角分析

叙事视角指叙事者观察和叙述故事时的角度(曾庆香,2005:125-127)。叙事视角不但为我们提供了观察问题的角度,而且包含着叙事判读,带有明显或者隐蔽的情况倾向。该社论结构采用的是第三人称叙事视角。与突出自我认知、真实情感的第一人称叙事不同,第三人称指叙事者作为故事外的旁观者,客观地叙述故事的发生、发展和结局,其突出特点是非人格化和间离性(ibid.)。除采取第三人称叙述视角外,作者还采用摆事实、列数字、讲细节、用引语等论证方法,力图增强社论的客观性,提升内容的可信度。然而,社论本身所具备的意识形态色彩与叙述者需要选择鲜明的立场都决定了本篇社论不可能是客观、全面的。从本篇社论明显可见,大部分是叙述者在直接阐述自己的观点,难免带有偏见与局限性。丰富的转述话语可提升文章的可信度,因此引述别人话语是新闻报道与评论中常用的论证手段,然而这篇文章很少出现直接引语与间接引语。直接引语总共只出现 3 处,或援引中国政府报刊对传统医学纳入疾病分类体系的好评,或援引 WHO 针对反方观点提出的主要论点。间接引语也只出现 1 处,如下例所示:

[例 1] Most Western-trained doctors and medical researchers regard TCM practices with scepticism: there is no substantial evidence that most of them work, and some signs that a few do harm.

分析:这句话出现在原文的第三段,表明经过西医训练的大部分医生与研究人员对未经科学验证的中医提出质疑:不仅没有证据显示中医药疗法有效,而且有些是对人体有害的。该句没有提供明确的证源,减弱了引言的权威性与可信度。

此外，社论应该提供数量大致相同的支持论点双方的证源与引言，然而，这篇社论并未提及包括中国、日本、韩国等在内的普及传统医学的国家的医生以及研究人员的看法，因此不免缺乏客观性、代表性与广泛性。

3. 叙事语言分析

社论的语言风格代表了所在杂志的风格，也在一定程度上体现出杂志对事件的态度以及希望向读者传达的价值判断。下面从语气和词语两个方面审视这篇社论的叙事语言。

[例 2]　On the one hand，China advertised a belief in evidence-based medicine and has invested millions of yuan in programmes devoted to the modernization and standardization of TCM. That's <u>welcome</u> — but so far，these programmes have only given a veneer of legitimacy to treatments that have not been rigorously tested in randomized，controlled clinical trials.

分析：“反讽”是西方媒体常用的语言策略，即通过对文字的游戏、通过言与义的错位来达到撼动叙事接受者的效果，让其在哑然失笑中达成与新闻叙事者的共识（程唯，2013：100）。该段话应用的是“语境反讽”的叙事策略，即“文字与其所表达的意义一致，行为本身也不产生反讽意义，但这些文字和行为在特定的语境中则具有反讽性”（申丹，2010：123）。叙述者用“welcome”表示对中国政府投入大量资金用于中医的现代化、标准化持欢迎态度，读者不难从中体会到叙述者，乃至西方媒体居高临下的“卫道士”姿态，突出了“正确的自我—错误的他我”的二元对立。“反讽”语气贯穿了全文，塑造了一个“需要被道德教化”的负面中国形象。

[例 3]　This situation is <u>all the more troubling</u> because there is little evidence that the preparations made from these animal products actually deliver the promised benefits.

分析：态度中立的评论文章一般客观陈述，事实铺陈，很少使用带有情感色彩的词语。该社论的叙述者把自己鲜明的态度融入词语中,表明"几乎没有证据显示这些动物制品可以取得所谓的疗效"更加令人不安。一方面,"troubling"表明了作者主观的态度,带有卫道士的语气,通过浓厚的情感色彩强化作者立场,另一方面又以情动人,拉近与读者的距离,起到打动读者,说服读者接受文中观点的目的。

[例 4] China's <u>wealthy</u> population has grown: a 250-gram box can sell for a couple of hundred dollars. As prices have risen, and donkey populations have fallen inside China (from 9.4 million in 1996 to 4.6 million in 2016), the country has looked to Africa. Other animals are threatened more. The Chinese <u>appetite</u> for TCM remedies has helped to push species including tigers, rhinoceroses, sea horses and pangolins to the brink of extinction.

分析:"反讽"的语气在这段话中集中体现在"wealthy"与"appetite"两个词语。这两个词语本身不具备感情色彩,但在这段语境之下被赋予了消极的色彩。叙述者暗示正是由于中国的有钱人越来越多,导致阿胶价格上涨,乃至驴子数量急剧下降。也正是由于中国人对中医疗法的"胃口"导致世界一些动物濒危,从而塑造了一个对世界动物保护与生态环境造成威胁的中国形象,无疑助长了"中国威胁论"。

[例 5] Whatever its aims are, the WHO's chapter is <u>unlikely</u> to do <u>anything other than</u> fuel the expanding sales of largely unproven treatments.

分析:该句语气非常强烈,作者通过双重否定结构强化了自己的立场。肯定、强调的语气在较大程度上关闭了对话空间,使命题变得更加无可辩驳,增强了对读者的说服力。

总之,这篇文章通过"反讽"的语气,以及使用带有情感主观性、消极性、强烈性的词语,表现和强化其背后的意识形态,同时通过这些手段也达到了感染读者,与读者结成同盟,引导读者赞成自己的观点的效果。

二、小结与思考

1. 小结

建构国家形象是一个"自塑"和"他塑"互动的过程。"自塑"是由国内政府、机构和民众塑造,而"他塑"是由国外政府、机构和民众塑造。塑造良好的中国形象仅靠他塑是不够的(胡开宝、李鑫,2017:71),只有主动进行对外文化传播和弘扬,直接参与中国形象的构建,才能提高国家的感召力和吸引力,赢得他国文化的认可和追随(吴友富,2009:8-15)。通过对《自然》杂志社论的叙事分析可见,该社论运用"瓶—颈"叙事结构、第三人称叙事视角以及"反讽"叙事语言,引导读者赞成自己的观点,塑造出一个较为负面的中医药文化与中国国际形象。为自塑中医药在世界上的良好形象,发表新闻评论的时间是关键。如今,由于英语在全世界被广泛普及,其具有诠释事件的绝对优势,许多事情都由于英语媒体的先入为主而面目全非(刘其中,2009:27-28)。与国外媒体对传统医学纳入疾病分类体系事件的快速、深度新闻评论相比,国内媒体较为缺乏深层次、注重时效的新闻评论。"越是重大的事件,越是需要我们及时发出自己的声音"(胡范铸,2017:15-18)。新闻报道的主导思想是,一有重大事情发生,就第一时间组织报道,迅速传播中国的声音,主动出击、先发制人(刘其中,2009:27-28)。叙事方式也同样重要,评论译写者需要了解国内外新闻评论语篇在叙事结构、叙事视角、叙事语言等方面的差异,并在译写过程中进行对接,借鉴国外惯用的叙述方式来传播中医药领域的重大事件、重大进展,这样才更能感染国外读者,引导他们接受文中提出的观点,进而树立中医药文化良好的形象,加强中医药的国际话语权。

2. 思考

❶ 下文为《自然》杂志《世界卫生组织对中医药的决定可能会适得其反》一文的第三段,分析该段的叙事结构、视角和语言,以及其塑造的中国国际形象。

This situation is all the more troubling because there is little evidence that the preparations made from these animal products actually deliver the promised benefits. TCM is based on unsubstantiated theories about meridians and qi. Most Western-trained doctors and medical researchers regard TCM practices with scepticism: there is no substantial evidence that most of them work, and some signs that a few do harm.

❷ 思考如何运用国外惯用的叙述方式来传播中医药领域的重大事件、重大进展,更好自塑中医药文化和中国国际形象。

　　本章对比分析了在意识形态的影响下,中西方涉及中医药的新闻报道在介入策略和叙事方式等方面的差异。第一节提取、归纳中西方新闻消息运用的介入策略差异,两者都通过第三方转述,利用"承认"策略提升话语的对话协商性,并都利用"否认"策略驳斥对方的观点,明确自己的观点。同时,西方新闻报道的转述数量更多,对象更加多元化,通过广泛应用"对立""疏远"策略,更加旗帜鲜明地表明自己的立场,与读者结成评价同盟。第二节从叙事结构、视角和语言三方面对《自然》杂志发表的一篇涉及中医药的社论进行叙事分析,该社论运用"瓶—颈"叙事结构、第三人称叙事视角以及"反讽"叙事语言,引导读者赞成自己的观点。为更有针对性地改善中医药方面新闻话语传播的内容和方式,新闻报道译写者需深入了解中西方新闻报道运用的介入策略、叙事策略等方面的差异,并在译写过程中进行借鉴,从而客观、全面地塑造中医药文化国际形象,促进中医药的国际话语权的进一步提升。

第六章

文本功能导向下中医药企事业
单位应用文本英译

近年来我国中医药国际化进程逐步加快,推动越来越多的中医药产品和服务产业跨出国门,中医药宣传资料、中成药说明书、中医医院公示语、中医药商贸函电等应用文本的翻译任务也由此增多。该类型文本翻译旨在用简洁明了的语言为海外潜在顾客和消费者提供信息,并感染读者,促使读者去感受、思考和行动。本章以医药行业网页简介和中医院公示语为例,探究有助于实现译文预期功能的翻译方法和策略。

第一节 中西方医药行业网上英文简介
语篇特征对比分析

在"一带一路"倡议的时代背景下,中医药企事业单位奉行"走出去"的发展战略,积极扩大对外交流与合作,不断开拓中医药国际市场,稳步提高产品与服务的国际竞争力。2019 年 4 月,商务部办公厅、国家中医药管理局办公室印发《关于开展中医药服务出口基地建设工作的通知》,提出建设一批以出口为导向、具有较强辐射带动作用的基地,形成一批中医药服务世界的知名品牌。中医药企事业单位宣传资料是海外用户和消费者了解中医药企事业单位情况、主要产品及其服务项目的窗口。英文网页是向海外展示中国企事业单位形象的名片,中医药企事业单位通过英文网页宣传资料,力争为海外的潜在顾客提供信息,增强产品与服务项目的吸引力,提升中医药的国际影响力。

一、研究设计

1. 网上简介类型划分

为能够"在把握总体文本特征的同时,注重文本的特殊性"(方梦之,2017:5),本节根据语域理论将医药行业网页简介细分为高校、医院和公司三种类型。三者的交际目的和目标受众有所不同:高校简介针对海外潜在学生介绍高等医学院校的办学特色,公司简介旨在向海外消费者介绍公司的产品类型和服务项目,而医院简介旨在帮助海外病人和家属了解医院的医疗服务特色。本节聚焦语篇宏观层面,对比中、西方高校、医院和公司的网上英文简介在体裁结构、主要内容、正式程度上的特征差异,深入分析导致差异产生的文本功能上的原因,继而对中医药企事业单位网上简介的英译提出建议。

2. 平行文本语料构成

研究语料由 60 篇中西方医药行业网上英文简介(以下简称"中西方英文简介")构成,中、西方英文简介各 30 篇。中方英文简介语料包括 10 篇中国高等医学院校网页英文简介(以下简称"中方高校英文简介")、10 篇生物制药公司网页英文简介(以下简称"中方公司英文简介")和 10 篇医院网页英文简介(以下简称"中方医院英文简介")。西方英文简介语料包括 10 篇西方高等医学院校网页英文简介(以下简称"西方高校英文简介")、10 篇生物制药公司网页英文简介(以下简称"西方公司英文简介")和 10 篇医院网页英文简介(以下简称"西方医院英文简介")。中方简介语料选自中国知名中医和西医高等院校(如中国医科大学、中国医学科学院、北京中医药大学等)、生物制药公司(如上海医药集团股份有限公司、中国生物制药有限公司、哈药集团股份有限公司等)、医院(如四川大学华西医院、复旦大学附属中山医院、江苏中医院等)的网站宣传资料,可以体现当前我国医药行业企事业单位网页英文简介的普遍水平。西方简介语料选自世界知名医学院(如哈佛医学院、剑桥大学医学院等)、生物制药公司(如强生、拜耳等)、医院(如麻省总医院、斯坦福医院等)的网站宣传资料,能够体现西方医药行业网页英文简介规范,可以作为中方英文简介分析的比较标准。本研究主要选取网页简介的语言文字部分进行语料分析,视频、图表等未纳入研究范围。

3. 研究方法和研究问题

我们运用 AntConc、WordSmith 等语料库工具,对比分析中西方三种英文简介的体裁结构、主要内容和正式程度。首先,对比副标题、小标题和链接数量等指标,揭示语篇体裁结构差异;其次,提取语篇的正文关键词,并以英国国家语料库(British National Corpus,BNC)为标准对比语篇主要内容;最后,对比分析中西方三种英文简介的平均词长(AWL,以每个单词所含字母数量计算)和平均句长(ASL,以每个句子所含单词数量计算),探究中、西方三种英文简介的正式度差异。拟回答的问题包括:① 中西方英文简介分别存在哪些语篇特征与差异? ② 西方的高校、公司和医院英文简介之间是否存在语篇特征差异? ③ 如何借鉴西方英文简介文本规范,更好地实现中医药企事业单位网上简介英译的预期功能?

二、研究结果与讨论

1. 体裁结构

体裁是高度结构化、规约化的交际事件(Trosborg,1997:18),体裁结构是语篇具有特定交际步骤的组织结构(秦秀白,2002:130),通常由特定的语言结构充当(张美芳,2001:80)。网页英语简介的副标题、小标题和链接的使用频率可以体现语篇的体裁结构特点,而语篇的语言结构特点能通过关键词得以体现。从表 12 可见,中西方文本的体裁结构差异较为明显,西方简介的篇幅是中方的一半,但副标题数量是后者的 6 倍,小标题和链接数量是后者的 4 倍,具体差异表现在:① 中方高校英文简介在三种中方文本中篇幅最长,超出公司和医院简介字数近 1/5,但未使用任何小标题和链接。相反,西方高校的简介字数在西方三种文本中最少,但小标题和链接数仅次于公司简介。② 中方公司英文简介较短,而西方公司简介几乎占西方语料总字数一半,同时副标题、小标题和链接数量也最多,近一半的西方公司英文简介配有副标题,主要用于概括公司定位(如 "A leader in pharmaceutical contract manufacturing"),或公司使命(如"We are reimagining medicine"),或激发读者的好奇心(如"See what it takes to tackle the world's toughest challenges")。③ 中方医院英文简介的长度仅次于公司,小标题和链接数量最多。同样,西方医院简介的长度仅次于公司,但副标题、小标题和链接数量较少。④ 中西方语料中共同的小标题或链接关键词只有一个

"research"。值得注意的是西方三种英文简介的关键词都包括"our"，公司简介关键词中还包括"we"。

表 12 中西方医药行业网页英文简介体裁结构对比①

	对比项	总字符数	副标题数量	小标题或链接数量	小标题或链接关键词
中方	高校英文简介	45 433	0	0	none
	公司英文简介	38 960	0	16	history
	医院英文简介	38 888	0	26	research
	总体	123 281	0	42	achievements，development，history，research
西方	高校简介	14 714	0	58	our，research，school，facts，medicine
	公司简介	25 046	5	69	our，we，business，company，how，values，corporate，global，history，leadership，mission，numbers
	医院简介	19 460	1	37	care，patients，our，community，medical，mission，quality
	总体	59 220	6	164	our，research，care，facts，values，we，mission

以上差异的形成和汉英简介不同的文本功能相关。汉语简介的文本功能一般限于提供企事业单位的产品和服务信息,体现的是"以作者为中心"的理念;而根据西方行业规范,英文简介在提供相关信息的同时,非常有必要发挥感染目标受众的功能,体现的是"以读者为中心"的理念。译者在将汉语简介译为英文的过程中,受原文的影响,译文往往长篇大论、平铺直叙,不善于运用副标题和小标题,导致读者不易抓住主要信息。相反,西方英文简介注重通过副标题和小标题

---

① 表 12 列出的关键词仅包括实词。鉴于中、西方英文简介小标题和链接数量存在明显差异,三种文本的中方总体和细分文类的关键词都是以出现 2 次及以上为选取标准,而西方总体和细分文类的关键词选取标准分别是出现 6 次及以上、3 次及以上。

来突出机构的定位、特色、使命、数字等主要信息。次要信息以链接的形式提供，满足读者个性化的信息需求。此外，第一人称在西方英文简介的小标题和链接中被广泛运用，起到拉近与读者的距离、增强简介号召力的目的。在西方三种英文简介中，公司简介的感染功能尤为突出，起到增强产品和服务的可信度和吸引力，推动目标受众采取预期行为的作用。

2. 主要内容

表 13 表明，中西方英文简介都注重体现研究领域和定位（如 medicine，medical，hospital，university 等关键词所示），不同的是，中方英文简介凸显中国元素（如 Chinese，TCM）、国家性（national）、权威性（key），而西方文本关键词突出第一人称（our，we）、研究（research）、健康（health）、关爱（care）、病人（patients）和世界（world）。两者的具体差异包括：① 中西方英文简介对"人"的关注度不同。西方英文简介突出"以人为中心"，如西方高校英文简介强调员工（faculty）和学生（students），公司英文简介凸显人（people）和病人（patients）；中方英文简介中与"人"直接相关的词语不多，高校英文简介突出的是级别（level）和学科（discipline），公司英文简介强调行业特征（company，group，pharmaceutical，enterprise，medicine），医院英文简介体现临床特色（clinical）和第一的地位（first）。② 西方各类网页英文简介中，公司简介的关键词特征尤为明显，"we"和"our"出现的频率遥遥领先其他两类文本，而且"must"是唯一出现在关键词中的情态动词。

表 13　中西方医药行业网页英文简介主要内容对比①

对 比 项		关 键 词 汇
中方	高校英文简介	university，medicine，Chinese，national，medical，level，education，key，school，discipline
	公司英文简介	pharmaceutical，Chinese，China，group，national，medicine，health，ltd，co. ，enterprise
	医院英文简介	hospital，medicine，Chinese，medical，national，clinical，research，key，first，TCM

---

① 表 13 列出的关键词以出现频次前 10 的实词为选取标准。

续　表

对比项		关 键 词 汇
中方	总体	Chinese, medicine, national, medical, hospital, university, China, tcm, research, key
西方	高校简介	medicine, health, research, our, school, medical, college, faculty, students, world
	公司简介	we, our, company, world, people, health, medicine, must, more, patients
	医院简介	our, hospital, care, medical, health, we, medicine, research, center, general
	总体	our, we, health, care, medical, medicine, research, hospital, world, patients

　　中西方网页英文简介关键词的差异同样体现了汉英简介不同文本功能导致的内容差异。中方英文简介表现为"以言者为中心的单方面言说"(雷沛华,2014:112),即从高校、公司、医院自身的视角选择材料,运用第三人称增强文本正式度,诉诸国家认证和排名,增强内容的可信度和权威性,读者和作者的人际距离较远,情感也不太浓烈(王树槐,2013:92)。相反,西方英文简介从目标受众角度出发选择材料,注重客观事实和实用信息的传递(雷沛华,2014:112),广泛运用第一人称拉近与读者的距离,带有较强情感性(王树槐,2013:92),并诉诸国际排名和奖项提升在行业中的权威性。在西方三种文本中,公司英文简介的作者和读者心理距离最近,字里行间透露着亲切和尊敬的语气,突出体现了以顾客为中心的公司文化精神(卢小军,2015:94)。

　　3. 正式程度

　　从表14可见,中西方网页英文简介词长都接近6个字母(一般认为长词的标准为6个字母),中方英文简介的平均词长(5.66)稍大于西方简介(5.42),但中方英文简介的平均句长(30.19)高出西方英文简介(21.11)近50%,且中方英文简介每种文本的平均词长和句长都大于西方简介同类文本。具体差异体现在:① 中方各类英文简介中,医院英文简介的单词最长(5.75),公司简介的单词最短(5.54);高校简介的句子最长(32.05),公司简介的句子最短(27.88)。

② 西方各类英文简介中，公司英文简介的平均词长（5.23）和句长（17.70）都最短，尤其平均句长远远低于高校英文简介（21.53）和医院英文简介（24.11）。以上结果表明，和西方简介相比，中方英文简介倾向运用长词、大词、长句和复杂句，体现出更高的正式度。当今，西方简明英语运动倡导语言的简洁明了和生动易懂，认为长词和长句的频繁使用会导致阅读困难，读者不易抓住重点。在西方三种英文简介中，公司简介的单词和句子都最短，简短易懂的日常词汇和简单句不仅易于读者抓住主要信息，而且能增强文本的感染力。

表 14　中西方医药行业网页英文简介平均词长和句长对比①

机　　构		AWL(Average Word Length)	ASL(Average Sentence Length)
中方	高校英文简介	5.68	32.05
	公司英文简介	5.54	27.88
	医院英文简介	5.75	30.65
	平均值	5.66	30.19
西方	高校简介	5.65	21.53
	公司简介	5.23	17.70
	医院简介	5.39	24.11
	平均值	5.42	21.11

三、小结与思考

1. 小结

通过以上分析，可以得出以下结论：① 中西方医药行业网上英文简介在体裁结构、主要内容和文体正式度上的差异较为明显。中方英文简介一般采用第三者角度，由于没有副标题、小标题和链接引导，语篇往往长篇大论而重点不突出，读者、作者之间距离较远，文体正式度较高；西方英文简介广泛运用第一人

---

① 表14统计的语料不包括各种文类简介的大标题、副标题、小标题和链接。

称,从消费者的角度进行介绍,善于运用副标题、小标题和链接,层次结构分明,主要信息突出,读者、作者之间距离较小,文体正式度较低。② 西方三种英文简介中,公司简介的语篇特征最为明显,不仅副标题和小标题运用最广,正文篇幅最长,第一人称应用最多,而且词语、句子都最为简短,充分体现出感染型文本的特点。③ 中方三种英文简介中,高校简介篇幅最长,句子最长,小标题最少;公司简介的平均单词和句子长度最短;医院简介篇幅最短,平均单词最长,小标题最多。

为实现译文预期文本功能,产出符合行业规范、读者乐于接受的译文,中医药企事业单位网上简介的译者需基于信息型和感染型文本特征差异,加强译文的感染力。译者可以基于西方英文简介的规范,以语篇为翻译加工单位,灵活使用节译、编译、改译等翻译策略,从以下几个方面对译文作出调整:① 参照西方网上英文简介的体裁结构,对不符合规范的国内企事业单位英语网页简介进行调整,增设副标题和小标题,厘清文本结构层次,突出主要信息,充分利用链接,以便于读者找到所需信息。② 对原文内容作适当调整,在满足读者信息需求的同时,增强人文关怀,突出健康理念,从潜在顾客(学生、消费者、病人)的角度提供信息,充分运用第一人称,缩短读者和作者之间的距离,加强文本吸引力。③ 通过适当运用短句和日常用语提升语言简明性,高校网页的英文简介尤其需要调整语篇篇幅、体裁结构和句子长度。④ 区分信息型和感染型文本在读者和作者距离、词语正式度、语篇体裁结构方面的微妙差异,通过调整语篇长度、小标题、链接、人称等手段加强公司英文简介的感染力和亲和力。

2. 思考

❶ 结合翻译实践,讨论节译、编译、改译等翻译策略在翻译中医药企事业单位网上英文简介中的运用。

❷ 思考西方高等医学院校、生物制药公司和医院的网上简介之间存在的语篇特征与差异。

第二节　中医院公示语英译三维分析

公示语,也称标识语,是指公开和面对公众的告示、指示、提示、显示、警示、标示,即与公众生活、生产、生命、生态相关的文字及图形信息(戴宗显、吕和发,2005:40),类型包括标识、指示牌、路牌、标语、公告、提示语等(丁衡祁,2006:12)。公示语的覆盖面广泛,其翻译质量的优劣能够成为衡量国际化都市、国际旅游目的地语言环境和人文环境的重要依据,是一个地区、行业和国家形象的重要组成部分。

医院作为社会服务性机构,其汉语公示语及英译主要发挥服务信息功能。根据《公共服务领域英文译写规范》,医院公示语的服务信息功能分为 5 类:功能设施信息(包括功能区域场所,挂号、收费、出入院手续办理,药品服务,分诊服务,检查化验服务,住院服务,血液服务,医用设施等)、警示警告信息(如"CAUTION! Radiation")、限令禁止信息(如"Staff Only")、指示指令信息(如"Please Wait Outside the Consulting Room")和说明提示信息(包括门诊分类信息、须知告示等)。医院公示语的感染功能表现在能够"更生动、更直观地传递医院对患者的人文关怀信息,体现现代医院的人文精神"(张青、朱士俊,2005:426-428)。中医院是传承中医药文化的重要载体,在为国内外患者提供医疗健康服务的同时,也是国际友人了解中医药文化乃至中国传统文化的窗口,在中医药文化的国际传播方面发挥着重要作用。

然而,由于国家医疗服务领域的公示语英文译写长期缺乏统一的标准和规范以及有效的监管,出台的与中医药相关的公示语英译标准与规范数量有限,导致我国医院,尤其是中医院的公示语英译质量参差不齐,总体情况不容乐观。2009 年,在一项外国受访者评选在华最有效导向系统的调查中,医院排名倒数第二(吕和发、蒋璐、王同军等,2011:64)。研究表明,从 2005 年第一篇关于我国医疗机构公示语英译的学术文献发表到目前为止,已历时十余年,但我国医疗机构公示语的英译现状并没有明显好转(钟艳,2017:175)。中医院公示语英译是否准确得体将直接影响中医药在外籍患者心目中的可信度,因此应当受到足够的关注与重视。本节运用生态翻译学理论框架,从语言维、文化维和交际维三个维度探讨当前中医院公示语英译存在的问题,并进行翻译调整,以实现译文预期的信息和感染功能,促进中医药文化的对外传播。

一、生态翻译学理论与平行文本语料构成

1. 生态翻译学理论
生态翻译学因强调在翻译实践过程中多方参与者在多层面语言、文化与社

会语境条件下的协调互动(方梦之,2011：1-5),受到翻译界学者与译者的青睐,并被应用于应用文本英译的研究。生态翻译学将翻译定义为"译者适应翻译生态环境的选择活动"(胡庚申,2004：97)。任何翻译实践都与其自身的翻译生态环境不可分割,翻译的内部条件与外部环境之间相互依存、和谐共生。内部条件指译者的语言使用能力以及语篇构建能力;外部环境指来自文化与社会层面的对翻译实践过程的影响(王畅、杨玉晨,2018：41)。为了维持翻译生态的和谐,译者必须全面统筹并尊重其所处翻译生态环境中的各个因素主体,主动遵循多维度适应与适应性选择的原则,做到从语言、文化、交际等多维度在原语系统与译入语系统之间进行适应性选择转换(胡庚申,2004：133)。语言维度的适应性选择转换是指译者根据目的语国家的用语习惯和表达方式对译文进行翻译和选择;文化维度的适应性选择转换是指译者重视源语国家和目的语国家的文化差异,然后从这个差异出发,去寻求契合点,采取适当的编译策略并对原文进行必要的加工处理;交际维度的选择性转换意味着译者需要关注原文中的交际意图是否在译文中得以体现。生态翻译学为中医院公示语翻译实践提供了可操作性指导,为达到文本的预期功能与目的,译者须从语言、文化、交际三个维度进行选择性转换。

王畅、杨玉晨(2018：39-43)采用生态翻译学研究视角,宏观地讨论了中医医院公示语翻译过程中影响因子的相互关系,在此基础上提出中医院公示语英译的原则：凝练、协调与交际性。凝练指中医院公示语的语言应言简意赅;协调指文化层面翻译的归化现象,即竭力创造自然流畅的译文,既展现中医药文化的内涵,又创造符合目标语言文化习惯的表达;交际性指翻译文本的社会属性,译文应做到让去中医院就医的外籍友人获得方便快捷的就医体验。基于以上公示语翻译原则,下文从语言、文化和交际三个维度对上海市四家中医院的公示语进行译例分析和翻译调整。

2. 平行文本语料构成

本研究以上海市四所三级甲等中医院的公示语为分析对象,用数码拍照的方法对其双语公示语情况进行调查研究,共收集医院目前在用的中英双语标识语 412 例作为研究样本。对比语料包括三个规范与标准：北京市 2006 年颁布的地方标准《公共场所双语标识英文译法》,上海市 2009 年颁布的地方标准《公共场所双语标识英文译法》,国家质检总局、国家标准委

2017 年联合发布的国家标准《公共服务领域英文译写规范》。外资医院公示语语言较符合西方受众的习惯，因此本研究还收集了上海外资医院的双语公示语作为译文参考。

二、文本三维分析与翻译调整

1. 语言维度

由于汉、英属于两种完全不同的语言形式，因此在思维方式和语言表达上存在很大差异。中医院公示语语言层面的问题突出表现在语言形式、语境与习惯用法、语言凝练三个方面。

1）语法、语言表达错误及其他"硬伤"

实证研究发现，中医院公示语英译问题大多数属于语法、语言表达错误或难以理解等方面的"硬伤"。

问题一：误译。将"步梯间/楼梯"译为"Step Ladder"，译者明显将"步""梯"分开翻译，令人啼笑皆非，应改译为"Stairway"或"Stairs"；"内科"误译为"Medicine Clinic"，应改译为"Internal Medicine Dept."。

问题二：词性错误。将"检验标本接收（处/窗口）"译为"Sample Receive"或"Sample Receipt"，应改译为"Sample/Specimen Reception"或"Sample/Specimen Receiving Window"。

问题三：意思不完整。将"挂号收费处"译为"Registration Dept."，应改译为"Registration & Cashier"。

问题四：意思含糊不清。将"优先照顾窗口"译为"Preferential Treatment"，应准确译为"Priority Care Window"。

问题五：词序混乱。如将"慢性中医护理门诊"译为"Chronic Disease of TCM Nursing Clinic"，名词修饰关系颠倒导致意思偏差，应改译为"TCM Nursing Clinic of Chronic Diseases"。翻译时不仅需要对词汇进行适应性选择，语序也需调整，否则会使译文产生歧义。

其他问题：粗心导致的张冠李戴、拼写错误、译法不一致、大小写不规范等问题。如将"Ultrasonic Room"（超声室）误放在中文标识"输液室"旁边；"门诊"的两种翻译"Outpatient"与"Out-patient"在同一家医院出现；又如同一家医院同一部"电梯"出现美式英语"Elevator"和英式英语"Lift"两种译法。此外，普遍存在英语单词拼写大小写不规范的问题。

2）不符合使用语境与习惯用法

问题一：不符合使用语境。调查发现，门诊"预检处"出现如下 5 种译法："Preview""Pre-screening""Pre-check""Pre-Consultation"和"Triage"。单词的选择合适与否取决于使用语境。门诊的预检处功能不同于急诊，医院一般为了节省患者的就医时间，要求患者先在登记处填写分诊单，护士简短问一些病人的基本情况，办理就诊的医疗卡等。所以门诊"预检处"译为"Pre-check""Inquiries""Pre-Consultation"都比较合适。"Pre-screening"是指疾病的筛查、检查。《牛津高阶英语词典》将其定义为"to examine people in order to find out if they have a particular disease or illness"，也基本符合门诊的语境。"Triage"是指患者以及伤员的鉴别分类。《牛津高阶英语词典》对"triage"定义是"(in a hospital) the process of deciding how seriously ill/sick or injured a person is, so that the most serious cases can be treated first"，因此"triage"指的是急诊的"分诊台/处"功能。急诊的"分诊台/处"可译为"Triage""Triage Room"或"Triage (Desk)"。颇令人费解的是"Preview"的译法，更有甚者将"急诊预检台"译为"Emergency Preflight Station"，看到这样的译文，就医的外籍人士恐怕会一头雾水。调查中还发现有的医院将"血液检验"译为"Blood Inspection"或"Blood Examination"，这里语境中的"检验"是指"化验"，不是一般意义的检查，因此译为"Test"更为合适。

问题二：不符合习惯法。公示语英译要求符合西方人的表达习惯，但在调查中发现了多处中式的表达，如"楼层分布信息"按照字面译为"Floor Distribution Information"，应按照英美国家表达习惯改译为"Directory""Floor Directory""Index"或"Floor Index"。

3）表达不简洁

英文公示语习惯使用缩略语，注重言简意赅，措辞精准。因此，在保留必要信息、不影响含义准确性的前提下，译者只需要译出公示语中的实词、关键词或核心词汇，而省略其他非重要词语。调查发现，四所中医医院公示语英译往往由于虚词、数字和括号处理不当，或没有使用缩略语而显得冗长累赘。如"三十三病区（急诊科）"原译为"Thirty-third Ward (Emergency Dept.)"，译文繁琐，建议数字改用基数词，改译为"(No.) 33 Emergency Inpatient Area"。

2. 文化维度

语言是文化的载体,任何一种语言都有其独特的文化内涵。由于中西方文化传统、行为规范、价值观和信仰不同,如处理不当,译文容易引起误解。中医在哲学基础、治疗理念、药材选用等诸多方面与西医存在巨大差异,因此中医医院标识语的英译更需要关注文化因素,积极对外传播中医药文化。然而调查中发现,涉及中医药文化特色的英文公示语并不多见,还有的英译未能体现中医药特色,意思含糊、难以理解。

1) 药房英译方面的问题

调查发现"西药房"的译法有"Medicine Store""Pharmacy for Western Medicine",前者表达错误,后者译文冗长,"Pharmacy"一词本身就指西药房,再添加"for Western Medicine"反而画蛇添足。有的医院将"中成药房"翻译成"TCM Remedy Store"或"Chinese Medicine Pharmacy",这两种译法都不恰当,前者与汉语的意思有出入,后者容易与"中药房"混淆,建议译为"Prepared Chinese Medicine Pharmacy"或"Pharmacy(Prepared Chinese Medicine)"。有的医院将"中草药房"翻译为"Herbs Store",该种译法显然不正确,建议译为"TCM Pharmacy(Herbal Medicine)"。

2) 特色科室英译方面的问题

调查发现中医药特色科室名称英译存在误译,如将"推拿科"译为"Massage Dept.",该译法不能反映出中医原有特色。众所周知,推拿并不等同于"massage",中医推拿是基于中医学理论,按照人体经络、骨骼、关节、反射区等所进行的中医推拿治疗。另外一种误译"Tui Na"不仅意思不完整,而且不符合中医药术语英译标准。"推拿科"应译为"TCM Tuina Dept."。又如,将"骨伤科"译为"Traumatology Dept."或"Orthopedics Dept."也不太恰当。李照国教授指出,"中医骨伤科学"研究的是骨关节伤折,肌肤、筋肉、脏腑、经络损伤疾病的诊治与预防的一门临床学科,单纯译为"Traumatology"(创伤学)或"Orthopeics"(矫形外科学)都不足以反映出它的中医内涵。现在接受度较广的"骨伤科"的译法是"Orthopedics & Traumatology Dept.",虽然这种译法也存在瑕疵,但在WHO西太平洋地区和世界中医药学会联合会所主持制定和颁布的两个国际标准,以及国内外较为流行的汉英中医词典中,均采用了这一译法(李照国,2013:378)。另外一个例子是"治未病中心"被译为"TCM Health Center",该译法无法准确表达中医药文化内涵,建议译为"TCM Preventive Medicine Center"。

3. 交际维度

公示语是一种具有呼吁、感召功能的文本(牛新生,2007:63),意在"促使读者去行动、思考或感受,即按照文本预期的功能做出反应"(Newmark,1998:41)。医院公示语英译的交际性意味着外籍患者是否能够接收到同样内容的信息,能够体验同种程度的感召力,从而采取预期的行为。随着国际交流的发展,医院公示语功能呈现出功能性、提示性、指示性、警告性、劝导性、宣传性等多样化趋势。然而,本次调查发现中医医院英译的公示语局限在提供功能设施、门诊分类说明方面的信息,提示性、指示性、警告性类别的公示语双语不多(除常见的"Waiting Area""Staff Only"外),劝导、宣传性的英译公示语更加少见。相比较而言,外资医院公示语功能较为多样化,以下举例说明外资医院通过指示性、提示性、劝导性、宣传性的英语公示语,或灵活翻译中文公示语,达到预期信息功能与感召功能,营造出与患者之间相互信任、亲密贴心的良好关系。

[例1] Meet Our Medical Staff

分析:这是一条有"温度"的指示性公示语,功能上类似于中医医院的"医务人员介绍"。该译文通过动词"meet",以及第一人称"our",拉近了医护人员与外籍患者之间的关系,营造出温馨的医院氛围。

[例2] 为了患者的健康,请经常清洗您的双手! Wash your hands often for the sake of our patients' health.

分析:这是一条贴心的提示语。通过使用第二人称"your",把医生、护士自然带入对话中,增强了医生护士的责任感;另一方面,外籍患者看到被称为"our patients",会增强对医护人员的亲密感与信赖感。

[例3] 医者仁心 一路相随! With You All The Way.

分析:该句宣传语译文虽然只译出了汉语后面部分的意思,但是总体含义呼之欲出,体现了医院的终极目标:给病患以关爱与健康。让外籍患者在入院伊始便感受到医院所具备的神圣使命感和强烈责任感,增加了患者对医院的信任感,同时译文朗朗上口,令人印象深刻。

〔例4〕 人人享有安全血液 聚少成多 点滴成河 Safe Blood for All. Every Drop Counts.

分析:原宣传语有3句话,而译文缩减为1个名词短语加1个短句,简洁有力,朗朗上口。count表示"最重要的(事)",非常恰当地体现了每个人发挥的不可替代的作用,具备相当强的感召力。

〔例5〕 家庭医生常伴 全家健康无忧 Be with Family Doctor, Stay Relieved.

分析:译文抛开原文的排比结构,另起炉灶,体现出原文想要传达的家庭医生对家庭健康的重要作用。

〔例6〕 Your Health in Focus!

分析:这句英文宣传语虽然很短,但突显了医院以外籍患者为中心,以患者健康为宗旨的理念。

三、小结与思考

1. 小结

以上实证研究揭示了中医院公示语译者在语言、文化、交际三个维度的适应性选择转换方面存在的问题。在语言维度上,翻译的"硬伤"问题仍旧突出,不符合使用语境、译文不简洁成为新的问题。在文化维度方面,有些中医药文化负载词语的公示语英译难以理解,或未能体现中医特色。此外,英译公示语数量有限,未能够利用现有的中医药文化橱窗、展示板等中医药文化宣传阵地。交际维度方面,由于提示性、指示性、劝导性、宣传性的公示语英译较少,影响了译文交际意图的充分实现。

为提升公示语译文的质量，译者需把握中西两种文化和语言的内在逻辑及其表达差异，具备强烈的跨文化交际意识，按照国外受众的思维习惯与语言习惯进行翻译，从语言、文化和交际三个维度对源语文本进行选择、适应，直到能产生既展现中医药文化的内涵，又符合目标语言文化习惯，言简意赅，能够成功传递交际意图的公示语译文。译者首先需规范语言使用，消除翻译"硬伤"，根据使用语境采取适当的译文，并尽力做到译文简洁；其次，译者需采取适当的"语言归化，文化异化"翻译方法，"既展现 TCM 文化的内涵，又创造符合目标语言文化习惯的表达"（王畅、杨玉晨，2018：39-43）；译者还需确保译文能够实现原文的交际性，取得预期的信息功能与感召功能。需要注意的是，译者在翻译公示语过程中不能将三个维度分开考虑，而应将三者结合起来综合考虑。如果译者在语言和文化维度上选择错误，译文将无法正确传达出原文的意图，也就使得公示语无法实现其交际目的。反之，如果译文的交际意图无法实现，其语言维或文化维必然存在问题。

为营造有利的翻译外部环境，中医院公示语英译的规范与管理仍需加大力度，从机制上解决翻译规范化和标准化问题。中国标准化研究院、中医药企事业单位行业组织、中医学术研究实体需要开展合作，加快中医院公示语英译国家标准的建设。令人欣喜的是，目前相关国家标准的出台，以及中医药名词术语英译方面的研究成果，为建立一套便利、完善、规范、准确的国际中医医院公示语、中医药术语的翻译标准与体系提供了重要借鉴和参考。尽管在实际翻译过程中，译或不译原文中的某些词语，以及到底如何翻译，很难用明确的规范来约束，但是在宏观层面，建设中医医院公示语翻译质量评估标准及流程、译名的统一、市场的规范等将对翻译实践具有重大的指导作用。由此可见，规范我国中医药医疗机构公示语英译表达绝非易事，需要借助国家相关行政职能部门的力量，加强对双语中医药医疗机构公示语的制作监管。其他社会、文化层面的措施还应该包括加强中医翻译人员队伍的专业化建设。中医药高校要培养既懂中医药，又精通翻译和跨文化交际的人才，构建译者共同体。总之，通过翻译内部条件与外部环境的不断改善，相信中医医疗机构公示语英译的质量能够不断得以提高。

2. 思考

纠正下列翻译的不妥之处，并思考如何提升公示语翻译质量。

（1）出入院处：Discharge

（2）预约中心：Reservation Center

（3）抢救室：Rescue Room

（4）发药处：Drugs Dispatching

（5）中、西医结合乳腺科：Breast Surgery(Integrated Traditional Chinese and Western Medicine)

（6）草药代送专窗：Herb/Decoction Express

（7）中草药核价：Herbal Cost Calculation or Chinese Herbal Pharmacy Accounting price

（8）中成药房、西药房请至 1F：Chinese medicine Dispensary & Western medicine Dispensary To 1F

　　本章聚焦中医药企事业单位应用文本,从文本功能的视角讨论网上英文简介和公示语两种文本的翻译问题和策略。第一节在细分网上简介文本类型的基础上,对比中、西方英文简介的语篇特征。统计分析表明,中西方简介的体裁结构、主要内容和正式程度上都存在较大差异,并且在西方高校、医院和公司三种简介中,公司英文简介的感染性最高。为产出符合行业规范、读者乐于接受的译文,获得期望的受众反应,中医药企事业单位网上简介译者须区分信息型和感染型文本,借鉴西方英文简介规范,灵活运用改译、编译等翻译策略进行等效翻译,对译文的体裁结构、主要信息和正式程度进行调整。第二节讨论了中医院公示语译者在语言、文化、交际三个维度的适应性选择转换方面存在的问题。调查表明,除翻译的"硬伤"问题外,有些中医药文化负载词语的公示语英译令人难以理解,或未能体现中医特色,公示语英译的交际意图也未能充分体现。为产生既展现中医药文化内涵,又符合目标语言文化习惯,能够成功传递交际意图的译文,译者应消除翻译"硬伤",并采取适当的"语言归化,文化异化"翻译方法,确保译文能够实现预期信息功能与感召功能。

第七章

中医外宣翻译教学行动研究

中医外宣翻译教学旨在培养译者变通翻译的能力，即灵活运用全译、节译、改译、编译、译写等多元化翻译策略，产出符合行业规范、海外读者接受度高、能够实现译文预期功能和交际目的的译文。本章依据 ITDEM 教学行动研究路径，围绕变通翻译能力的培养进行反思性实证研究。行动研究（action research）是"一种认识一类社会制度并试图改革这种社会制度的方法"（Hart & Bond, 1995：13）。在教育领域，行动研究是一种自我反思的研究，通过将行动和研究相结合，在实践中验证理论、改进教学。高校语境下的"教学行动研究"可以概括为 ITDEM，即：识别问题领域（identifying a problem/paradox/issue/difficulty）、思考解决方案（thinking of ways to tackle the problem）、实施方案（doing it）、评价方案（evaluating actual research findings）和改进实践（modifying future practice）（Norton, 2009：70）。整个研究过程循环往复，呈上升趋势（常晓梅，2012：29）。近十几年来，国内外语界对行动研究进行了广泛、深入的探索，使教师行动者亲历行动逻辑建构和重构个人理性的独特过程，拓宽研究路径，构建新的教学理念和专业化知识，提升专业素养（杨晓华，2012：113），对改进外语教学效果起到了非常重要的推动作用（李志雪，2015：79）。

本章首先对国内开设中医外语（或翻译）或翻译硕士点的中医药院校进行问卷调查，了解国内中医药院校变通翻译能力培养的现状和问题，然后据此提出对策，构建中医外宣翻译教学模式。具体教学案例的设计以及教学效果的评价和改进将在第八、九章讨论。

第一节 变通翻译能力培养：现状与问题①

一、研究设计

1. 研究对象

调查对象是国内六所开设中医外语（翻译）或翻译硕士点的中医院校（上海中医药大学、南京中医药大学、北京中医药大学、广西中医药大学、河南中医药大学和湖北中医药大学）翻译课教师，共发出问卷 48 份，回收有效问卷 48 份。调查的教师中 16 位来自开设中医外语（翻译）硕士点的中医院校，32 位来自开设中医翻译硕士点的中医院校。在研一第一学期、第二学期，研二第一学期、第二学期开设翻译课的教师数量分布较为均匀，分别有 15 位、13 位、11 位和 9 位。

2. 研究方法和内容

变通翻译能力培养的最终目标是让学生以文本为翻译单位，灵活选择翻译策略，实现译文的预期功能，但实现这一目标的前提是学生能生产出符合英文表达习惯、体现英文形合特征、具备良好语篇连贯与衔接的译文。因此，本研究考查三个层面的翻译教学现状：词语、句子层面，语篇层面和文本功能层面。词语、句子层面的翻译教学旨在培养学生语言转换和文化协调能力，增强学生从汉语意合句向英语形合句的转换能力，以及根据文本、体裁灵活选择词语和句子翻译策略的能力。语篇层面的翻译教学以语篇生产和意图彰显为重点，培养学生的语篇翻译能力，加强译文的连贯与衔接。第三个层面的翻译教学以实现预期文本功能为主旨，注重文本外因素对翻译策略选择的制约性影响，着重帮助学生提升根据文本功能、目标读者、翻译目的等因素灵活采取翻译方法和策略的能力，减少因忽视这些因素导致的翻译错误，从而最终提高译文的质量和传播力。此外，本研究还调查学生在词语、句子等微观层面以及语篇、文本功能等宏观层面的实际翻译能力和水平，以及当前中医翻译教学采用的教学手段、组织形式是否有助于促进变通翻译能力的培养。

---

① 本节选编自《中医药院校变通翻译能力培养现状调查与思考》(高芸，2021：47—49)。

二、研究结果和讨论

1. 研究结果

1) 词汇、句子层面的翻译教学差别较大

调查结果显示,部分教师忽略了培养学生根据语境、体裁和文本类型灵活选择词语、句子翻译策略的能力。52%的教师"总是"或"一般"鼓励学生容忍歧义和不定义,学会不根据词典的词条当即判断意义,而是随着文本的展开最终确定词意;50%的教师"总是"或"一般"在学生遇到无法直译的句子时,鼓励学生运用意义转释或自由阐述从而重构意义;在对词语翻译"归化"和"异化"策略教学的调查中,33%的教师认为要"视体裁和文化内容的不同而分别对待";在问及"在汉语意合句向英语形合句变化"时,38%的教师要求学生"视文体、题材作不同对待"。

2) 语篇层面的翻译教学出现两分趋势

65%的教师"总是"或"经常"帮助学生运用连贯与衔接手段构建语篇脉络;56%的教师要求学生结合"自下而上"和"自上而下"进行分析和翻译;40%的教师"总是"和"一般是"根据语篇的类型理论或语篇体裁结构组织语篇翻译教学。以上数据表明善于和不善于运用语篇语言学概念与理论组织教学的教师几乎各占一半。

3) 以实现文本功能为目标的翻译教学也出现分化

翻译教学需覆盖不同类型的文本,但调查发现,教师们在翻译教学中涉及的文本类型差别较大。完全选择文学体裁或以文学体裁为主的教师占39%,17%的教师选择文学和实用体裁各占一半,选择以实用体裁为主或基本上选择实用体裁的教师占44%。调查还发现,50%的教师"总是"或"一般是"要求学生采取灵活翻译策略实现文本预期功能;54%的教师"总是"或"一般是"要求学生运用宏观、语篇翻译策略和监控策略;65%的教师在被问及"在翻译实用语篇时是否要求学生参照译入语的句法特征和宏观结构"时回答"总是"或"一般这样";在被问及"是否强调对汉语原文的分析,并抛弃原文的表层形式、结构"时,40%的教师回答"非常强调"或"比较强调"。可见,近一半的教师能够较好地以实现文本功能组织教学,引导学生减少因忽略文本外因素和语篇整体性导致的翻译错误。

4）学生的实际翻译能力不容乐观

这部分要求教师评价学生的语法能力、译文简洁程度、汉语的意合句向英语的形合句转变的能力、译文的语篇连贯与衔接情况以及再现语篇功能的能力。调查显示，仅有42％的教师评价学生的语法能力"很强"或"较强"，21％的教师评价学生译文"非常简洁"或"比较简洁"，27％的教师认为学生从汉语的意合句向英语的形合句转变的能力"很强"或"较强"，35％的教师认为学生汉英译文的语篇连贯与衔接"很好"或"较好"。在对学生再现语篇功能的能力调查中，认为"很强"或"比较强"的教师占36％。这些数据表明大部分学生在词语、句子等微观层面，或在语篇、文本功能等宏观层面的翻译能力仍有待提高，尤其需增强译文的简洁度和汉语意合句向英语形合句转变的能力。

5）教学手段和组织形式有待改进

在被问及"您是否使用下面的一些教学法组织教学：翻译档案法、日记法、平行文本法、语料库教学法、翻译工作坊教学法？"时，回答"经常使用"和"有时使用"的教师占60％，说明大部分教师都能以学生为中心，注重学习过程，擅长运用多种方法组织教学，但还有部分教师在这方面仍有较大提升空间。在被问及"您是否强调对学生翻译过程的教学和评价（如翻译理念的逐步形成、对翻译策略的掌握、翻译信息工具的使用、对发散思维/逻辑思维等的引导、合作学习、师生和生生之间的讨论和互动）？"时，选择"非常重视"和"比较重视"的教师占54％，说明近一半的教师对翻译过程的教学和评价不够重视。

2. 讨论

综上，中医院校翻译教师对变通能力培养的认知以及其教学实践存在较大差异，学生的语法能力、汉语意合句向英语形合句转变的能力有所欠缺，译文简洁程度、语篇连贯与衔接也不容乐观。此外，教师对翻译过程的教学和评价重视不足。这些问题都不利于学生产出实现文本预期功能、符合行业规范的译文。为进一步促进硕士生变通翻译能力的培养，针对调查中发现的问题提出对策如下：① 构建分阶段、有重点的翻译教学体系。教师充分认识学生变通翻译能力培养的必要性和急迫性，制定词语、句子等微观层面以及语篇、文本等宏观层面翻译能力培养的教学目标、重点和内容，进而制定分阶段、有针对性的变通能力培养教学体系。在初级阶段，加强语言形式转化、译文简洁度和翻译策略方面的培训。在中级阶段，通过运用语篇语言学和文本功能概念与理论组织教学，提升学生的语篇连贯与衔接的能力。在高级阶段的翻译教学中引入更多的应用文本类型(译界认为文学翻译和应用翻译应该各占汉英翻译教学内容的 50%)并帮助学生提升根据文本功能和翻译任务进行灵活翻译的能力,从而胜任中医药应用型翻译任务。② 提升学生在词语、句子微观层面的基础翻译能力,重视翻译策略培训。学生在遣词造句、语言简洁度、连贯与衔接等方面的能力不足,翻译策略能力欠缺不仅会严重影响译文的质量,而且会减弱后阶段文本变通翻译能力培养。因此,前期的翻译教学需重视翻译策略的培训,夯实语言基础,在后期根据需要,继续加强学生基础翻译技能的培养。③ 加强教学手段和组织形式研究。注重翻译过程、以学生为中心的教学手段和方法有助于学生熟悉变通翻译理念,掌握变通翻译策略,因此翻译教师需积极探索运用翻译档案法、平行文本法、语料库教学法、翻译工作坊教学法等方法,重视过程教学和评价,将以教师"教"为主转变成以学习者为中心的自主的、研究式的学习。

三、讨论与思考

结合翻译学习或教学实践,讨论、思考有助于促进变通翻译能力提升的教学模式和方法。

第二节　中医外宣翻译教学模式构建与实施

为帮助学生产出实现译文预期功能、符合行业规范、能被读者所接受的译文,有必要构建以促进学生文本变通翻译能力培养为导向的中医翻译教学模式。本节探讨构建与实施以德国功能学派翻译理论为先导、以平行文本语料库为依托、以翻译策略为主干、以翻译任务为教学手段的中医外宣翻译教学模式。

一、基于德国功能学派翻译理论实施"自上而下"翻译教学

德国功能主义翻译理论代表人物诺德从文本功能的视角具体指明了翻译的主导方向,提倡采取"自上而下"的文本分析思维路径,从文本较高层级到较低层级单位,对原文进行适应性变通,生产出"功能＋忠诚"的译文(Nord,2005：43-143)。在解决好语用、文化层面的问题之后,大部分语言层面的问题将会迎刃而

解(曹志建,2016:87)。中医外宣翻译教学以德国功能学派翻译理论为依据,指导学生按照从语篇到段落,再到句子和词语的顺序,自上而下实施平行文本对比分析和翻译调整,最终实现译文的预期功能和目的。

1. 语篇层面

语篇层面的平行文本对比分析和翻译调整是中医外宣翻译教学的首要环节。学生通过对比、分析源文本和平行文本在语篇特征上的差异,分析产生差异的社会文化背景、文本功能、目标受众、翻译目的等超文本因素原因,进而借鉴平行文本的语篇模式及体现样式,进行宏观语篇翻译调整。

所谓语篇(discourse 或 text)是指表达特定的交际功能的信息载体。以语篇为单位的翻译不仅追求译文与原文整体意义上的等值,注重对篇章结构和语用意义的分析,也更关注篇章的语篇类型、翻译目的、译文的功能、译文读者等其他制约因素对翻译的影响(王国凤:2014:129)。特定的语篇体裁(genre)通过纲要式结构(schematic structure)和体现样式(realizational patterns)两种方式体现。纲要式结构是指整个语篇有阶段、有步骤的结构,即篇章的整体框架,而体现样式则通常是由特定的语言结构即模式化的句子来实现,体现术语专业程度、语言正式度以及作者和读者之间的心理距离,不同语篇体裁的排版、插图、字体等非语言因素也应考虑在内。汉英两种语言中,有些语篇体裁的交际功能相同,但纲要式结构有所差异,而有些篇章的纲要式结构基本一致,但体现样式不同,因此在翻译过程中需要进行相应的调整。以汉英医药行业网上宣传资料为例,尽管汉英网上简介都具有信息功能,但纲要式结构有所不同,体现样式也有明显差异:汉语简介通常采取第三人称,篇幅较长,小标题不多见,表格、图表更少见,长句和大词运用较多,文体正式度较高;而英语简介通常运用第一人称,从消费者视角选取实质性内容,借助小标题分清结构层次,每个部分重点突出,善于运用图片、图表、视频等手段,词语多使用日常词汇,句子较为简短。

2. 段落、句子层面

完成语篇层面框架和语言结构调整后,需站在语篇的高度审视原文,围绕语篇的中心话题重构译文语篇脉络,继而构建各个分话题之间的并列、对比、转折或递进的逻辑关系,每个一级分话题又可能由若干个二级分话题构成,以此类推(王树槐,2013:73-74)。段落是具有明确的始末标记、语义相对完整、交际功能相对独立的语篇单位,其基本特征是衔接与连贯。连贯是一种内在形式,是无形的,指语篇各个部分的语义连接应当通顺而流畅;而衔接是一种外在形式,是有形的,指语篇中语言成分之间的语义联系。可以说,连贯的语篇一定是衔接良好的,而表面衔接良好的语篇却未必连贯。篇章的连贯性并不单纯依赖语言表面形式之间的联系而存在,而是取决于篇章的意义、概念和命题之间在逻辑上的联系程度。

英语重形合,注重形式逻辑,强调运用各种有形的连接手段达到语言形式上的连贯;而汉语重意合,注重以神统领,各个短句按时间或逻辑顺序逐步展开,体现的是内在逻辑上的连贯。此外,汉英在主位推进模式上也有所不同,汉语和英语的主语虽然线性顺序大体相同,但在句法和语义上却存在重大区别(李运兴,2001:206)。通过对比英文平行文本的英文构句的关键词语和句式,有助于在翻译时转变汉语思维,使之尽量贴近英语作为母语人士的思维方式和构句谋篇的思路,从而译出逻辑清楚、通顺地道的英文。在翻译中对不明的逻辑关系进行调整时,译者需要仔细分析汉语各个语义部分之间的内在逻辑,用合适的英语衔接手段表现出来,还需要根据实际情况重构主位推进模式,使译文合乎英语的表达习惯、逻辑清楚、语义完整、表达流畅。

3. 词语层面

翻译教学的最后环节是从词语层面进行对比分析和翻译调整。语篇逻辑和连贯性除了与语篇自身的信息安排有关以外,还和译文读者的接受度相关。译文必须考虑到读者的接受习惯和对有关背景知识的了解程度,调整语句表达和词语的翻译,以贴近原文的表达意图和译文读者的接受语境(李运兴,2001:201)。汉英两种语言在形式上区别很大,翻译总是存在着形和义的矛盾,而译者必须尽最大努力再现原文的义,于是会在形和义之间纠结和选择。中医药术语是中医翻译的重点和难点,在翻译过程中,译者是采取注重形式的音译或直译,还是采用意译、释义等方法追求最大化传递原文信息,取决于诗学规范、文本功能、翻译目的、译者主体等多种因素。

二、基于文本分析提取、归纳多元化翻译策略

翻译策略是宏观理论连接翻译实践的必由之路,贯穿于整个翻译过程。本节讨论的翻译策略指文本策略。文本策略即语言层面的解决方案,多由译者来决定,包括常规解决方案和针对某些问题的宏观与微观上的解决方案。

1. 宏观翻译策略

中医外宣翻译教学首先引导学生以语篇为翻译单位，通过平行文本对比分析，提取、归纳宏观翻译策略。宏观策略涉及整个文本，制约整个翻译过程，归化、异化、语义翻译、交际翻译、动态对等等概念皆属于此类。归化和异化翻译近年来是中医翻译研究讨论的焦点。中西方对"异化"策略有着不同的理解。最初韦努蒂所说的"异化"策略是出于翻译伦理考虑的"文化策略"，用来抵制欧美文化中心主义的流畅翻译规范。而"异化"一词在中国被缩小为"文本策略"，连同"归化"策略，指译者针对两种文化和语言的差异，面对翻译目的、文本类型、作者意图、译入语读者等方面的区别而采取的两种不同的翻译策略。归化追求译文符合译入语文化和语言规范，是译文读者取向；异化追求保留原文文化和语言特色，是原文作者取向（都立澜、朱建平、洪梅，2020：2839）。

就中医外宣翻译而言，因其文本类型主要是信息型或感染型，译者应以"内容"（信息型文本）或"效果"（感染型文本）为出发点，确定原语篇的语言特征是否是达到译文预期功能的得体手段，如有相悖之处，在篇章结构、内容和语言形式上进行调整，运用节译、改译、编译等翻译策略，使译文对目标受众产生良好的影响力，取得最佳的传播效果。如汉英简介在体裁、内容和正式度上有明显差异，译者在翻译中医药企事业单位网上宣传资料的过程中，须遵循目的语文本规范，剔除与读者和目的不相关的信息，并将同类的信息归纳在一起，运用西方读者习惯的表达，准确传递原文信息，并感染目标受众，使其采取行动。

2. 微观翻译策略

微观策略决定译文局部的具体的翻译方法，如增译、减译、词性转换、加注等策略。中医药名词术语和四字词语是翻译的重点和难点，译者需要根据译文的预期功能，灵活运用直译、音译等异化策略，以及意译、释义等归化翻译策略。直译是指在不违背英语文化传统的前提下，在英译文中完全保留汉英词语的指称意义，以求译语在内容和形式上与原语相符的方法，如中医关于人体器官的许多名词术语的翻译基本上直接采用西医词汇（郑玲，2013：27）。音译是指在英语译文中保留汉语的发音，以便突出原文主要语言功能的翻译方法，对于为中国文化所专有、内涵独特、无法在英语中找到对应词语的中医药术语，通常采用音译，如"阴"和"阳"音译为"yin""yang"。为使译文与原文取得内容与形式的统一，同时又能帮助读者正确理解译文，翻译中医药术语时常采取直译或音译加释义的方法。意译是在无法或不宜保留原文形式的情况下采取趋向于达意的选择,在中医英语翻译中占有举足轻重的地位。中医药术语的翻译常常只译出其基本含义,而不拘泥于其具体的表达方式或修辞手法。译文译其意而舍其形,这既考虑到读者的感受,也为了顺应英语的行文习惯和规范。当然,如何选择中医药名词术语和四字词语的翻译方法要受到社会文化背景、诗学规范、文本功能、翻译目的等外在因素的影响和制约。

三、依托平行文本语料库开展翻译任务教学

中医外宣翻译教学以平行文本语料库作为主要教学工具与依托,不仅增强翻译教学的操作性,而且有助于将以教师“教”为主的传统翻译教学转变成以学习者为中心的自主的、研究式的学习(夏天,2015:21)。学生对平行文本库提供的典型、真实、丰富的译例进行观察、分析和思考,归纳目标文本在语言、文体等方面的主要特点,并与源语文本的对应特点相比较,从而在译文中再现这些特点,产生地道的、功能对等的译文(李德超、王克非,2009:55),并有助于培养学生灵活的翻译技能,提高学生在真实场景下的翻译实践能力(熊兵,2015:9)。在这种情况下,平行文本可以被看作一种“规范文本”(Nord,2007:17-26)。任务式教学法以具体任务组织教学,学生在完成任务的过程中,学习翻译理论,了解翻译过程,掌握翻译策略,以互动、交流、合作的方式,完成教师设定的任务。中医外宣翻译教学按照翻译任务前、中、后三个阶段,划分为平行文本对比分析、翻译任务设计和小组合作实施三个环节。

1. 抓住重点做好平行文本对比分析

在正式实施每项翻译任务前,教师引导学生通过批判性阅读,对语料库提供的典型、真实、丰富的中西方译例进行观察、分析和思考,以帮助学生归纳中西方文本特征差异,领悟社会文化语境、意识形态、文本功能、目标受众与翻译目对翻译策略选择的制约与限制作用,从而使其掌握如何灵活运用翻译方法和策略,按照“自上而下”的路径进行翻译调整。例如,在中医药科研论文的文本分析中,将国内作者用英文译写的中医药科研论文与西方医学科研论文对比,帮助学生了解中西学术论文在语篇结构与语言惯例方面的差异,进而使其掌握如何借鉴西方医学论文规约,运用恰当的语言策略,确保英文写译的论文传递的信息能为国外受众理解、认可,从而增强中医药学术话语的国际影响力;中医典籍文本分析

通过对比不同版本的中医典籍英译,帮助学生深入理解主要版本的翻译特色,并讨论如何顺应社会历史与文化语境,根据读者需求与翻译目的,采用异化与归化相结合的翻译方法,在保持中医文化内涵的前提下,增强中医典籍的海外接受度;中医药新闻文本分析将国内与国外媒体的中医药英文新闻报道进行对比,重点帮助学生了解国外媒体新闻如何通过叙事视角、结构与语言构建现实,传递意识形态,从而掌握借鉴西方常用新闻文体结构与话语方式译写中医英文新闻,提升中医文化形象,增强中医药学术话语的国际影响力;企事业单位网上简介文本分析是将中西方医药行业的网站宣传资料文本进行特征对比,重点分析如何从纲要结构和体现样式方面进行译文调整,并进行段落逻辑重构,以达到传递信息、感染海外受众、促进中医药文化海外传播的交际效果。在课堂讨论之后,教师指导学生进行专项训练和翻译练习,帮助学生及时掌握、巩固多元化翻译策略知识与技能。

　　2. 强化策略导向进行翻译任务设计

　　翻译任务布置环节重点培养学生选用变通翻译策略的能力。为此,设计任务时要求学生不能全译、机械翻译、逐字翻译,他们必须根据任务限定的翻译目的与目标读者、文本类型及其所蕴含的社会、文化语境,选用节译、编译、改译等恰当的翻译策略,进行灵活翻译和译写。翻译任务包括但不限于以下内容:① 将一篇拟在 SCI 期刊发表的中文中医药科研论文译为英文;② 翻译一篇中医药标准化文件,要求能够反映我国政府主体的自我意图,易于海外中医药领域专业人士接受;③ 选择《黄帝内经》中的一篇进行节译或编译,或将一篇中医药故事译成英文,旨在向了解中医药不多的海外普通读者推介中国优秀中医传统文化;④ 将一篇企事业单位网上的中文介绍译成英文,为潜在海外用户提供准确信息,并产生吸引力与感染力;⑤ 翻译一篇中成药说明书,要求准确传递信息,产生预期交际效果,推动中医药文化的传播;⑥ 将一篇涉及中医药的中文报道编译成英文,向海外普通读者更好地传递中国对这件重大事件所持的态度与立场。教师在布置每项任务时,会在翻译任务作业单上明确给出翻译目的和要求,让学生自己思考如何根据译文预期功能选用翻译策略。

　　3. 译、评结合指导小组实施任务

　　任务教学以小组合作的形式组织实施,合作学习被誉为"近几十年来最重要的和最成功的教学改革",是指为促进学习者提高学习效果、共同完成学习任务的一种学习方式(Vermette,1994:255-260)。学生在合作学习法的指导下,以小组活动和同伴活动的形式在翻译过程中进行交际,共享信息、相互帮助,合作评估自己的努力和进步(王笃勤,2002:138-140)。"译"和"评"是翻译教学的两条线(徐铫伟、周领顺,2020:2),教师围绕以上两个方面,要求学生合作完成上述翻译任务,每项任务根据其复杂程度,给予1~2周的时间完成。首先是构建小组专题语料库,小组每位成员根据翻译任务要求搜集平行文本,构建小组专项平行文本语料库,小组进行讨论,互相启发,提取、归纳目的语文本的体裁结构、语篇模式和语篇脉络,归纳文本规范,每位成员借鉴文本规范完成翻译初稿。其次是译文评价的过程,由自评、互评和教师评价三部分构成。自评过程中,每位学生对照教师给出的翻译评价标准和错误分析表进行自我评级和分析;小组成员开展同伴互评,并互相给出评级和具体意见,学生根据自评和互评结果修改自己的初稿,完成个人自我评估报告;教师对每位学生的修改稿进行批改并给予评级,对自我评估报告进行反馈。最后是小组陈述环节,每个小组汇报本组的翻译任务实施情况,对小组专项语料库的建构过程和变通翻译策略选用的合理性进行说明,教师最后总结点评。

四、讨论与思考

结合翻译学习或教学实践,讨论、思考"自上而下"和"自下而上"两种路径在文本分析和翻译实践中的运用。

本章开展了翻译教学行动研究。第一节基于调查问卷结果,了解国内中医药院校在变通翻译能力培养方面的现状,并针对存在的问题和不足提出建议,包括构建分阶段、有针对性地培养变通能力的教学体系;提升学生在词语、句子等微观层面的基础翻译能力,重视翻译策略培训;加强教学手段并组织形式研究。第二节探索构建中医外宣翻译教学模式,指导学生"自上而下"实施平行文本对比分析和翻译调整,以实现译文的预期功能和目的。教学模式以培养多元化翻译策略能力为教学重点,旨在帮助学生领会、掌握根据译文预期功能,灵活运用异化、归化等宏观翻译策略,以及音译、直译,或者意译、释义等微观翻译策略。该教学模式以平行文本语料库作为主要教学工具与依托,以具体翻译任务组织并实施教学。

第八章
中医外宣翻译教学案例

本章基于中医外宣翻译教学模式，以中医药科研论文、科普读物、中成药说明书和企事业单位网上英文简介四种文本为例开展教学实践，重点内容是基于平行文本语料库实施"自上而下"的文本对比分析，并运用宏观和微观翻译策略进行译文调整。为了便于分析，笔者对本章译例和翻译练习中的段落或句子进行了编号。

第一节　中医药科研论文译写

中医药科研论文属于专用科技文体，具有表述客观、逻辑严密、行文规范、用词正式、句式严谨的特点。为符合西方读者的知识背景和阅读习惯，实现科研论文的预期信息功能，我们可借鉴英文科研论文规范直接用英文进行论文写作，也可基于汉英科研论文文本特征对比进行译文调整。

因篇幅有限，本节仅选择引言和论文摘要两个部分进行汉英平行文本对比分析。用于对比分析的两篇引言分别选自 CSCD 期刊《中国中西医结合杂志》中的《30 例湿热蕴结型结肠癌患者的肠道菌群结构变化研究》和 SCI 期刊《英国医学杂志》中的 "Cardiovascular Safety of Non-steroidal Anti-inflammatory Drugs：Network Meta-analysis"。论文摘要选自国内中医药核心期刊和 SCI 期刊收录的中医和西医论文。国内中医核心期刊论文能反映当前我国中医药科研人员和学者汉英摘要写作的普遍水平，而 SCI 期刊论文反映了国际医学研究领域较高的学术写作水平,可以作为摘要译写对比标准。入选语料库的期刊论文摘要,要求按照国际医学学术界规约,采取结构式摘要形式。

一、篇章对比分析与译写

科研论文具有程式化特征,论文的体例和表达方式大致相同(方梦之、毛忠明,2018:81)。我们需要掌握汉英科研论文在篇章结构、语言特点等方面的差异,并在译写过程中加以注意,写出或译出符合西方科研论文规范的文章。

1. 纲要式结构

医学研究科研论文一般遵循 IMRD 结构(Introduction-Methods-Results-Discussion),斯韦尔斯和费亚克(Swales & Feak,2012:285-286)对该篇章结构进行了详细的描述(见表 15)。

表 15　科研论文 IMRD 篇章结构

结构	主要内容和目的
引言	提供论文的理论基础,从对主题的一般讨论开始,逐步转向研究的特定问题、议题或假设,引言的另一个目的是引发读者对该话题的兴趣。
方法	以不同的详略程度描述研究的方法、材料/实验对象和程序。
结果	描述研究发现结果,并进行篇幅不等的评论。
讨论	以各种方式解释研究结果的意义,并提出一系列观点,其中部分观点能回答引言中提出的论断或问题。

科研论文每部分内容根据可识别的信息又可分为若干语步(move),有些语步是必须的,而有些不是,每个语步又可细分为次语步。下面以引言为例进行分析。引言部分的篇章结构称为 CARS(create-a-research-space)模式(Swales,1990),每个语步的内容详见表 16。

表 16 科研论文引言的语步构成

语步	目 的	手 段	是否必须
1	建立研究领域	表明该研究领域重要、核心、有趣或有争议	是
		介绍、回顾该领域以前的研究情况	否
2	确定待研究空间	指出该研究待填补的空白或待扩展的知识	是
3	占领研究空间	概述本研究的目的或研究性质	是
		列出待研究的问题或假设	否
		宣布主要研究结果	否
		说明本研究价值	否
		说明本论文结构	否

下面举例说明汉英科研论文在引言纲要式结构上的差异以及调整建议。

［例1］ ① 结直肠癌（Colorectal Cancer，CRC）是常见的消化道恶性肿瘤,其发病率占所有恶性肿瘤的第三位,病死率居第二位。② 诸多因素影响其发生发展和预后,其中肠道菌群的结构和功能改变是重要因素。③ 中医药在结肠癌预防和治疗领域一直扮演着重要角色,辨证论治是主要的治疗原则,其中湿热蕴结是其主要分型,前期研究也发现结肠癌患者中湿热蕴结型占比较多。④ 肠道菌群是人体种群数量最大、最复杂的共生微生物生态系统,被称为人类"第二基因组"。⑤ 肠道菌群失调可以直接影响宿主的肠道环境,诸多研究表明结肠癌的发生、发展与肠道菌群的变化密切相关。⑥ 因此,本研究以湿热蕴结型作为切入点,分析湿热蕴结型结肠癌患者与健康人肠道菌群差异分布的特点,旨在探讨中医证候与肠道菌群的相关性,寻找出结肠癌湿热蕴结型肠道菌群的特殊变化,为中医药预防和干预提供依据。（《30例湿热蕴结型结肠癌患者的肠道菌群结构变化研究》）

① Non-steroidal anti-inflammatory drugs（NSAIDs）have been the cornerstone of pain management in patients with osteoarthritis and other painful conditions. ② In the United States，an estimated 5% of all visits to a doctor are related to prescriptions of non-steroidal anti-inflammatory drugs and they are among the most commonly used drugs. ③ In 2004，rofecoxib，marketed as a cyclo-oxygenase-2（COX 2）selective inhibitor，was withdrawn from the market after the results of a randomised placebo controlled trial showed an increased risk of cardiovascular events associated with the drug. ④ This finding was confirmed in other trials and cumulative meta-analyses. ⑤ Since then debate has surrounded the cardiovascular safety of cyclo-oxygenase-2 selective inhibitors，followed by similar concerns about traditional non-steroidal anti-inflammatory drugs. ⑥ More recently，the US Food and Drug Administration decided against the approval of etoricoxib because of its inadequate risk-benefit profile. ⑦ These debates and the patchwork of evidence resulting from multiple trials and cohort studies have unsettled practising clinicians. ⑧ Several standard meta-analyses were unable to resolve the debate because they failed to integrate all available randomised evidence in one analysis. ⑨ Network meta-analysis allows a unified，coherent analysis of all randomised controlled trials that compare non-steroidal anti-inflammatory drugs head to head or with placebo while fully respecting randomisation. ⑩ We analysed the cardiovascular safety of non-steroidal anti-inflammatory drugs by integrating all available direct and indirect evidence in network meta-analyses. （"Cardiovascular Safety of Non-steroidal Anti-inflammatory Drugs：Network Meta-analysis"）

分析：汉语科研论文引言较为简短，第①、②句阐明研究结肠癌患者的肠道菌群结构变化的意义，是第 1 个语步的第 1 个次语步，第 2 个次语步由第③、④、⑤句充当，概述该领域研究现状，即"发现结肠癌患者中湿热蕴结型占比较多"，"结肠癌的发生、发展与肠道菌群的变化密切相关"。第⑥句表明本研究内容是"分析湿热蕴结型结肠癌患者与健康人肠道菌群差异分布的特点"，研究目的是"在探讨中医证候与肠道菌群的相关性，寻找出结肠癌湿热蕴结型肠道菌群的特殊变化"。可见,中文引言缺失第 2 个语步,即没有说明以往相关研究的不足或有待扩展之处,导致读者无法充分了解开展这项研究的基础和必要性。相比较而言,英语科研论文引言较为完整地体现了 CARS 篇章结构,语步完整。第①、②句构成第 1 个语步的第 1 个次语步,说明非甾体抗炎药(NSAIDs)在管理骨关节炎和其他疼痛中的基石(cornerstone)作用,第③~⑦句为第 2 个次语步,按照时间顺序回顾非甾体抗炎药(NSAIDs)存在的问题和争议。第⑧、⑨句为引言部分的第 2 个语步,说明一些标准荟萃分析(standard meta-analysis)无法解决这一争论(unable to resolve the debate),而网络荟萃分析(network meta-analysis)具有这方面优势,从而起到建构研究空间的作用。第⑩句概述本研究的研究内容是"analysed the cardiovascular safety of non-steroidal anti-inflammatory drugs",研究方法是"by integrating all available direct and indirect evidence in network meta-analyses",为引言部分的第 3 个语步。为符合英文科研论文写作规范,建议汉语科研论文译写者在第⑤句的后面增加第 2 个语步,运用"However"等转折词交代以往相关研究的不足之处或需扩展的知识,然后引出待深化研究的内容或待解决的问题。

2. 体现样式

下面我们从常用句式、语篇正式度和人称三个方面对比分析汉英引言部分的体现样式。

1)常用句式

英语科研论文的语言表达较为固定,引言部分也如此(见表 17)。这些表达可用于标识语步的交际功能,也可提升表达的地道性,值得中医药英文科研论文译写者多加练习、熟练掌握。

表 17　英语科研论文常用语言表达

语步	交际功能	常 用 句 型
1	研究意义和必要性	... has been extensively studied.
		There has been growing interest in...
		Recent studies have focused on...
		... has become a major issue.

语步	交 际 功 能	常 用 句 型
1	研究意义和必要性	. . . remains a serious problem.
		There has been increasing concern. . .
		. . . has been investigated by many researchers.
		. . . has become an important aspect of. . .
	以往研究回顾	. . . reported that . . .
		These investigators demonstrated that. . .
		A growing body of data shows that. . .
		The findings supporting this conclusion come from. . .
2	以往研究不足之处，建立待研究空间	However，little information/attention/work/data/research. . .
		However，few studies/investigations/researchers/attempts. . .
		No studies/data/calculations to date have. . .
		None of these studies/findings/calculations have. . .
		To the best of my knowledge. . .
		Research has tended to focus on. . . ，rather than on. . .
		These studies have emphasized. . . ，as opposed to. . .
		Although considerable research has been devoted to. . . ，rather less attention has been paid to. . .
3	交代本研究内容或目的	The aim of the present paper is to give . . .
		This paper reports on the results obtained . . .
		In this paper we give preliminary results for. . .
		The main purpose of the experiment reported here was to . . .
		This study was designed to evaluate . . .

续 表

语步	交 际 功 能	常 用 句 型
3	交代本研究内容或目的	The present work extends the use of the last model...
		We now report the interaction between...
		The primary focus of this paper is on...
		The aim of this investigation was to test ...
		Our primary objective in this paper is to provide...

2) 篇章正式度

汉英科研论文的正式度都很高,英语科研论文的正式度体现在五个"多":专业术语多、非言语符号多、名词化结构多、复杂长句多、被动语态多(王国凤,2014:180),如例 1 中的英语科研论文引言出现了"Non-steroidal anti-inflammatory drugs (NSAIDs)""osteoarthritis""rofecoxib"等专业术语,第③、⑨句等复杂长句,第②、③、④句等被动语态。同时我们发现引言中大部分的句子是主动语态。近几十年来,科研论文出现运用主动语态的趋势,主动语态具有表达清晰、明确、亲切的优势(方梦之,毛忠明,2018:79),值得中医药英文科研论文译写者关注。

3) 人称运用

近几十年来,英语科研论文中第一人称的运用较为广泛,不仅用于评论较多的结论部分,在引言、方法和结果部分也较为常见(高芸,2018:78-83)。相比较而言,中文科研论文中第一人称的使用频率较低,下面以例 1 中两个引言的结尾句为例进行对比说明。

[例 2] 因此,本研究以湿热蕴结型作为切入点,分析湿热蕴结型结肠癌患者与健康人肠道菌群差异分布的特点,旨在探讨中医证候与肠道菌群的相关性,寻找出结肠癌湿热蕴结型肠道菌群的特殊变化,为中医药预防和干预提供依据。

对比句:We analysed the cardiovascular safety of non-steroidal anti-inflammatory drugs by integrating all available direct and indirect evidence in network meta-analyses.

分析：以上结尾句都表明了研究的目的和方法，但中文句用"本研究"作主语，客观性强，但缺少与读者的关联，而英文作者用第一人称复数作为主语，不仅能将读者拉入协商过程，拉近与读者的距离，而且有助于构建学术胜任、值得信赖的学者身份，更好地为医学学术社团所认同。

综上，汉英科研论文引言的篇章结构和语言表达存在一定的差异，中医药科研英文论文的译写者不能完全按照中文论文的结构和表达方式进行翻译或写作，还须借鉴英文论文写作规范，对汉语论文的篇章结构、语言表达、正式度和人称进行适度调整，以学术社团规约性的、读者易于接受的方式准确、适度地表达自己的观点，从而使自己的学术观点得到国际同行认同。

二、段落对比分析与译写

本部分以论文摘要为例，对比分析汉英摘要的连贯、衔接手段和信息流动方式，并基于差异进行译文调整。论文摘要是对全篇文章内容的高度浓缩和提炼，也是整个论文的精髓和灵魂（文师吾、谢日华，2012：10）。由于论文摘要是各国读者通过网络检索可获取的主要文献资源，不少非英语国家的学术期刊都要求作者提供摘要英译，以获取更多受众群，扩大期刊国际影响力（王雪玉，2016：136）。科研论文摘要一般也遵循 IMRD 结构，保证译文整体的连贯性。下面我们从衔接和信息流动两个方面探究段落连贯性的实现方式。

1. 衔接与连贯

论文摘要和正文部分一样，具有正式度高、逻辑严密、层次分明、条理清晰的特点，需要经常表达逻辑思维的各种模式，例如时间与空间、列举与例证、原因与结果、强调与增补等等，因此在英文科研论文摘要译写中，词汇衔接和逻辑连接词被大量使用。译者在译前应认真审视中文摘要的内容与结构，根据英文篇章的衔接与连贯特征，做些必要的调整、删节或修改，避免出现句子重要信息不突出、缺乏逻辑性、条理不清等问题，举例说明如下。

［例3］ （1）肩周炎急性期，采用局部取穴、毫针针刺结合温针灸与主

动功能锻炼,(2)慢性期局部取穴联合远端取穴、毫针针刺结合温针灸与主动功能锻炼为最佳治疗方案。

原译:① For periarthritis of shoulder at an acute state,the combined therapy of acupuncture at local acupoints,warm needlings and positive functional exercise is adopted. ② At chronic stage,the combined therapy of acupuncture at local acupoints and distal acupoints,acupuncture with filiform needled and warm needling and positive functional exercise is the best program.

改译:① Shoulder periarthritis, at acute state, can be best treated by combining the therapy of acupuncture at local acupoints,warm needlings and positive functional exercise,② while at chronic stage, by combining the acupuncture at local acupoints and distal acupoints, acupuncture with filiform needled and warm needling, together with positive functional exercise.

分析:有些情况下,原文衔接关系是隐形的,语义却是连贯的,但译文中却需要选择使用一些衔接手段建立显性衔接,这种从无形到有形的转化在汉译英中尤为多见。汉语原文对比了肩周炎在急性期和慢性期不同的针灸治疗方法,但原译中没有用词汇显化这两种不同的治疗方法。原译的另外一个问题是两句话的主语都比较长,导致句子头重脚轻,不符合英语句子表达方式,也在一定程度上弱化了句子的信息效果。因此,改译将原译第①、②句中的主语移到后面充当句子表语,恢复句子结构平衡,并将两个句子的主语统一为"shoulder periarthritis",谓语动词合为"can be best treated by",第②句省略主语和谓语以提升表达的简洁度。同时,用"while"连接前后句,突出肩周炎在急性(at acute state)、慢性(at chronic stage)时期不同的针灸治疗方法。

[例4] ① 各组给予西药四联疗法,② B 组加中医辨证论治汤剂,③ C 组加抗幽合剂。

原译:① All the patients received quadruple therapy;② patients in group B took TCM decoction; ③ patients in group C took Kangyou

Mixture.

改译：① <u>All the groups</u> received quadruple therapy，②③ <u>with group B and C additionally</u> taking TCM decoction and Kangyou Mixture <u>respectively</u>.

分析：原文体现的是主旨—补充的关系，第②、③句可视为对第①句的补充说明。但是，原译没能准确把握原文的涵义，误译为 B 组和 C 组只需服用中医辨证论治汤剂和抗幽合剂。此外，句子用分号表明并列关系，导致句间的逻辑关系不够准确。改译用"with"结构体现句子的主旨—补充关系，并增加"additionally"和"respectively"强调 B 组和 C 组要额外服用这些药。

［例5］ 方法：① 随机选取 153 例身体质量指数（BMI）＞25kg/m² 的多囊卵巢综合征（PCOS）患者，分为针灸组、针灸联合二甲双胍组、针刺安慰联合二甲双胍组，② 比较 3 组治疗前后人体体征、临床血清学指标、糖脂代谢指标、排卵率及临床妊娠率。

原译：Methods：① one hundred and fifty-three patients with PCOS，whose body mass index（BMI）was more than 25kg/m²，<u>were randomly divided into</u> an acupuncture（A）group，an acupuncture plus metformin（A + M）group，an acupuncture placebo plus metformin（P + M）group. ② The changes in the physical signs，clinical serological marker，indexes of glucose and lipid metabolism，ovulation rate and pregnancy rate between the three groups <u>were compared</u> after 6-month treatment.

改译：① <u>153 PCOS patients with body mass index（BMI）above 25kg/m²</u> were randomly divided into an acupuncture（A）group，an acupuncture plus metformin（A + M）group，an acupuncture placebo plus metformin（P + M）group. ② After 6-month treatment，<u>we compared</u> their changes in the physical signs，clinical serological marker，indexes of glucose and lipid metabolism，ovulation rate and pregnancy rate between the three groups.

分析：实现科研论文的语篇连贯性还意味着译者须基于对西方读者文化、思维和阅读方式的考虑，对原译的人称和语态进行适当调整。上例和对比句都选自摘要的方法部分，原译第①、②都是被动句，不仅显得缺乏和受众的关联，而且头重脚轻的句子结构冗长累赘，不符合英语的表达习惯。改译简化了第①句中冗长的主语部分，用"with"短语替代"whose"从句，并在不影响论文研究客观性的前提下，第②句改用第一人称复数和主动语态，整个句子显得简明生动，具有亲和力。

2. 信息流动和连贯

信息流动对篇章的连贯同样重要。篇章的描写一般由已知信息承担承上启下的作用，从而把篇章中的所有句子粘连在一起，使篇章在意义上具有连贯性。因此，句子一般选用前面提到的已知信息放于句首，作为讲述的出发点，也就是语法意义上的主语。信息型文本翻译一般采用信息聚焦原则，将信息由低值向高值排列，旧信息在前，新信息在后，举例说明如下。

[例6] ① 灸法具有良好的抗炎作用，② 灸温的高低直接影响治疗疗效，③ TRPV1 在感知灼痛温度（>43℃）后，参与了艾灸抗炎效应。

原译：① Moxibustion has good anti-inflammatory effects. ② The temperature of high and low directly affects treatment efficacy. ③ TRPV1 in perception of hot temperature above 43℃ participates in the anti-inflammatory effect of moxibustion.

改译：（1）Moxibustion has good anti-inflammatory effects（2）and its treatment efficacy is directly affected by temperature.（3）At a perceived temperature of above 43℃，TRPV1 participates in this effect.

分析：原译是对原文的逐句翻译，句子成分间关系松散，各句主语缺乏和上句的关联，信息流动性和连贯性比较差。对原译进行改译时，在厘清句子关系的基础上，用"and"连接原文第①、②句，其中前半句用主语"moxibustion"引出研究对象，宾语"good anti-inflammatory effects"为新信息，后半句用已知信息"treatment efficacy"为主语，引出新信息"directly affected by temperature"。第③句以上文提到的"temperature"为起点，通过将介词短语提前，明晰新信息。

此外,改译运用"its""this"等词汇衔接手段,加强信息的流畅性、语义的连贯性和结构的紧凑性。

三、词语对比分析与译写

读者接受度是译者在使用英文表达或翻译汉语词汇时需要考虑的一个重要因素。中医用语简明扼要,用字少而表意深,但如果翻译不当,对生活在不同历史文化语境中的西方受众而言很难引起共鸣。读者接受度还意味着科研论文译写者在表达个人观点时力图表达谨慎,避免绝对化,以防止引起读者质疑或否定。此外,译者根据词汇信息、逻辑信息进行语用推理的翻译策略能力也很重要。

1. 中医药术语翻译

中医翻译有特定的一套较为精确而又涵义固定的名词和术语,这些词汇主要使用在病机、病因、诊断、治疗、方剂、针灸等方面(郑玲,2013:47)。译者在翻译中医药术语时,应尽量采用经典译法或当前通行的译法,以确保译文的准确性、严谨性和可读性。为追求最大化传递原文信息,提升译文的可读性,译者经常综合运用直译、音译等异化翻译策略和意译、释义等归化翻译策略。

[例 7] "三因制宜"实质探析

译文:(Analysis on) Essence of Treatment According to "Three Factors": Climate, Locality and Individual

分析:本例选自郑玲编写的《中医英语译写教材》(2013:271)。论文标题有时会出现中医药术语,由于中医药很多概念国外读者并不熟悉,所以为了使英文题目易于被对方理解,在译写英文题目时可以适当增加副标题以便对某些题目中的名词术语进行简单的解释。

[例 8] 探讨中医通里攻下法对多器官功能不全综合征(MODS)时肠道屏障功能的保护作用。

原译:To explore the protective effects of Tongli Gongxia (TLGX) herbs on gut barrier with multiple organ dysfunction syndrome (MODS).

改译：To explore the protective effects of Tongli Gongxia（TLGX）decoction，<u>a traditional Chinese medicine for dredging interior and purging downwards</u>，on gut barrier in patients with multiple organ dysfunction syndrome（MODS）.

分析：原译采用的拼音加剂型名的翻译方法虽然比较简明，但是不懂中医的西方受众会一头雾水，字面之下蕴含的宣传和兴趣诱导更无从谈起。改译采取深化翻译的方法，增加同位语，交代通里攻下法的功效。

2. 表达的可信度

汉英的修辞习惯不同，英语表达比较谨慎，而汉语表达修辞较多。为避免引起西方读者的质疑或否定，科研论文译作者在表达个人观点时须留有余地，避免绝对化。

［例9］　① 熟地黄粗多糖组<u>可显著</u>对抗造模所致动物胸腺和脾脏的萎缩，② <u>显著</u>增加模型动物胸腺皮质厚度和皮质细胞数，③ <u>显著</u>增加脾小结大小和皮质细胞数。

原译：① GPRRP <u>can obviously</u> resist the atrophy of thymus and spleen induced by the model establishing，② <u>can obviously</u> increase the depth of thymus cortex and the number of cortex cells，③ <u>can obviously</u> enlarge the size of spleen nodules and obviously increase the number of lymphocyte.

改译：① The study <u>suggested</u> that GPRRP <u>could</u> obviously resist the atrophy of thymus and spleen induced by the model establishing，② increase the depth of thymus cortex and the number of cortex cell，③ and enlarge the size of spleen nodules and obviously increase the number of lymphocyte.

分析：西方受众十分看重话语的可信度。不管事实本身价值如何，有可靠、权威的证源，节制、冷静、含蓄的表述总是使人听起来更有说服力。强烈的说法往往会被人们拒绝，而最低限度的说法可以导致最大的改变。摘要原文①、②、

127

③句用三个"显著"强调实验结果,并直译为三个"obviously",这种过于肯定的表达可能会引起受众不适。改译后第①句增加"suggest"一词,委婉地陈述自己的看法和建议,并在"obviously"前加上"could",做了必要的淡化处理。

3. 根据上下文语境推理

信息型文本的未知信息可以从语篇中已经发生过的事件中寻求线索、找出隐含的信息,因此,信息型文本的翻译教学需要培养学生根据上下文语境对语义进行固着的能力,以及根据词汇信息、逻辑信息进行语用推理的能力,示例如下:

[例10] ① 高血压病的<u>中医证类分布</u>痰瘀互结 900 例,占 59.68%;阴阳失调 544 例,占 36.07%;瘀血阻络 228 例,占 15.12%;气阴亏虚 184 例,占 12.20%;肾阳亏虚 131 例,占 8.69%。② 高血压病的<u>中医证素分布</u>血瘀 76.13%,痰 71.09%,阴虚 69.30%,阳虚 54.64%,气虚 37.93%,内火 7.56%。

原译:① <u>Syndrome</u> of intermingled phlegm and blood stasis is 900 cases,59.68%;Imbalance of yin and yang is 544 cases,36.07%;Blood stasis blocking collaterals is 228 cases,15.12%;Deficiency of qi and yin is 184 cases,12.20%;Deficiency of kidney yang is 131 cases,8.69%. ② <u>Hypertension TCM syndrome factor distribution</u>:blood stasis is 76.13%,phlegm is 71.09%,deficiency of yin is 69.30%,deficiency of yang is 54.64%,deficiency of qi is 37.93%,heat is 7.56%.

改译:① <u>As for TCM syndrome distribution of hypertension</u>,there are 900 cases(59.68%) of intermingled phlegm and blood stasis,544 cases(36.07%) of the imbalance between yin and yang,228 cases(15.12%) of blood stasis blocking collaterals,184 cases(12.20%) of deficiency in both qi and yin,and 131 cases (8.69%)of deficiency of kidney yang. ② <u>The factors leading to TCM syndrome of hypertension include</u> blood stasis(76.13%),phlegm (71.09%),deficiency of yin (69.30%),deficiency of yang(54.64%),deficiency of qi (37.93%),and heat (7.56%).

分析：原译文在语法、标点符号等方面都有问题，其中第①句将"高血压病的中医证类分布"译为"syndrome"，第②句将"高血压病中医证素分布"译为"hypertension TCM syndrome factor distribution"，在语义和语法上都欠妥。在改译中，通过利用句中提供的"中医证类分布"和"中医证素分布"例子准确理解术语的涵义，并根据句中结构和上下文语境对术语翻译进行了灵活处理，分别译为了"As for TCM syndrome distribution of hypertension"和"The factors leading to TCM syndrome of hypertension"。

四、翻译实践与思考

❶ 将本节例1中的汉语科研论文引言段译为英语。

❷ 指出下列摘要原译中的不当之处并修改。

（1）益气温阳、活血利水法对心衰患者神经内分泌的调节作用与血管紧张素转换酶抑制剂部分相似，有可能改善心衰患者的心室重构；通过抑制血小板的活性，可能对防止血栓的形成及改善心衰的进程有利。

YWHL showed a regulatory effect of neuroendicrine system partially similar to that of angiotensin-converting enzyme inhibitor，it possibly can improve the ventricular remodeling and would be beneficial to prevent the thrombus formation and improve heart failure by means of inhibiting platelet activity.

（2）目的：探讨麝香保心丸对心肌梗塞大鼠冠状动脉侧枝血管生成的影响及其机制。

The stimulate angiogenes effect and mechanism of Shexiangbaoxin Pills on coronary collateral development in the hearts of experimental myocardial infarction rats were studied.

（3）治疗原则为健脾益气、养阴生津、除湿降脂。

Treatment principles that strengthening spleen and nourishing qi，nourishing yin and generating body fluid and dehumidification and drop lipid were followed.

（4）24 只大鼠随机分成麝香保心丸组（A 组）、贝复剂与肝素组

（B组）和生理盐水对照组（C组）。

24 myocardial infarction rats were randomly divided into 3 groups，8 rats in group A were treated with Shexiangbaoxin Pills，8 rats in group B were treated with Beifuji and heparin，and 8 rats in group C were treated with 0.9% normal saline as control.

（5）在发病因素与疗效的关系中，情志异常引起者疗效最好，总有效率达 79.36%；更年期引起者疗效稍差，总有效率达 45.45%。

The disease caused by the disorder of emotion obtained the best therapeutic effect，and the total effective rate was 79.36%. The disease caused by the climacteric obtained the worst therapeutic effect，and the total effective rate was 45.45%.

（6）温针灸联合耳针埋压及单纯温针灸对肥胖并发高脂血症患者异常的脂质代谢均有良性调整作用，且温针灸联合耳针疗法在减肥作用和改善 TCC 和 HDL-C 水平方面优于单纯温针灸疗法。

Warm acupuncture combined with auricular acupuncture and simple warm acupuncture can both benignly adjust abnormal lipid metabolism of obesity patients with hyper lipidemia，and warm acupuncture combined with auricular acupuncture are superior to simple warm acupuncture treatment on antiobesity action and improving the TCC and HDL-C levels.

❸ 以小组的形式，从中医药重点期刊中选择一篇适合在 SCI 期刊发表的中文科研论文、综述或临床报告，并译成英文。为完成此项翻译任务，需要建立一个平行语料库以提取、归纳文本规范，并参照规范对译文的结构、内容和语言表达进行必要的调整。

❹ 基于本次翻译实践，结合英文科研论文规范，讨论翻译过程中在语篇、段落、句子及词语层面所做的翻译调整、采取的翻译策略及原因。

第二节　中医药科普读物英译

中医药英文科普读物是广大海外读者了解中医药文化的重要窗口。科普读物属于普通科技文体，具有科学性、通俗性和文学性的特点，语篇正式度比专用科技文体低，用词平易、句式简单、多用修辞格（王国凤，2014：189-191）。为促进海外受众的理解和认知，达到良好的传播效果，科普读物的译者需要注重海外受众的信息需求和文化背景，借鉴西方英文科普读物的篇章和语言特征，在传递中医药文化内涵的前提下，运用目标受众熟悉的话语方式和表达方式适当进行变通翻译。

本节选取的汉英平行文本包括中文图书《奇妙中医药——家庭保健顾问》中的一篇《治未病　大智慧》，世界知名英文杂志《读者文摘》（*Reader's Digest*）中的一篇医学科普读物《击败糖尿病》（"Knocking Out Diabetes"）。汉英对照平行文本包括《中国文化读本》一书中的《生的哲学》及其英文译文，"画说中医药文化丛书"《中医史话》册中的《汪昂与〈汤头歌诀〉》《黄帝内经》《橘井泉香》三篇文章和对应译文，以及丛书中另外一册《药膳趣话》中的《饺子》和其译文。《奇妙中医药——家庭保健顾问》《中国文化读本》和"画说中医药文化丛书"都是国内具有代表性的科普读物读本。《奇妙中医药——家庭保健顾问》从百姓日常所需中医药知识入手，采取通信的形式，与读者娓娓谈心，具有很强的可读性（马有度，2009：序言），该书曾荣获中华人民共和国成立60周年全国中医药科普著作一等奖；《中国文化读本》向国际社会展示了中国古代灿烂的文化和古代中国人的精神世界，写得明白通畅、富有情趣（叶朗、朱良志，2016：序言）；"画说中医药文化丛书"被列为上海市卫计委中医药发展办公室和世界中医药学会联合会推荐科普读物，以易懂通俗的语言、形象生动的绘画让更多人了解中医药文化，促进中医药走向世界。

一、篇章对比分析与翻译

1. 纲要式结构

与科研论文不同，英语科普读物没有固定的语篇结构，通过汉英平行文本对比，我们可以了解汉英科普读物在语篇结构和语言特点上的主要差异。

[例1] 《治未病 大智慧》①和(《击败糖尿病》)②纲要式结构对比分析和翻译调整

分析：对比发现《治未病 大智慧》(马有度，2009：6-8)和《击败糖尿病》的语篇结构各有特点，在一定程度上可以体现汉英科普文章语篇结构的差异：前者采取通信的形式，虽然形式比较松散，但内容连贯、语义流畅；后者主题突出、结构严密、逻辑清晰。《治未病 大智慧》共计14段，每段较短且无明显的主题句，经分析后发现，全文围绕六个方面展开：作者在开头段寒暄和问候后，在第2~5段阐述圣人先贤"重预防、治未病"的指导思想，第6~7段说明"重预防、治未病"思想对当今现实和人类未来的重要意义，第8~11段提出具体的重预防、治未病措施，第12~13段指出该思想对于当前构建和谐社会的意义，第14段进行全文总结。可见，《治未病 大智慧》一文虽然结构比较松散，但内容层层递进，主题思想明确。

《击败糖尿病》的语篇结构清晰，段落主题明显，全文分为引言和正文两大部分，引言描述了全球糖尿病患者的现状和严重性，最后两句"Here is the latest research on type 2 diabetes and diet. There are some actions you can take to help reduce your chances of developing it, and if you have already been diagnosed, how to maintain control."起到承上启下的作用。正文由五个小节构成，并配有小标题："WHAT IT'S ALL ABOUT""HOW CAN I HAVE DIABETES?""DIET AND DIABETES""OVER 65s TAKE NOTES"和"DON'T LET DIABETES WIN"，分别说明糖尿病基本知识、患病原因、饮食和糖尿病的关系、65岁以上人群的注意事项，最后提出战胜糖尿病的号召。针对汉英科普读物语篇结构的不同特点，在翻译《治未病 大智慧》一文时，可对原文较短但内容较为紧密的段落进行合并，并适当增添主题句，译文参见附录1。下面再以《汪昂与〈汤头歌诀〉》一文为例。

---

① 全文详见附录1。
② 全文详见附录2。

[例2]　① 随着方剂学的发展,专书越来越多,收集的医方也数量庞大,给初学者的理解和记忆带来很大困难。② 这时出现了一位医家汪昂,③ 他在其著作《汤头歌诀》中将复杂的中药药方编成押韵的歌诀,非常适合吟诵和记忆。④ 如"四君子汤":"四君子汤中和义,参术茯苓甘草比。益以夏陈名六君,祛痰补气阳虚饵。除却半夏名异功,或加香砂胃寒使。"

⑤ 汪昂出生在明朝末年,早年爱好诗文,明朝灭亡后不愿为清廷效忠,才弃儒学医。⑥ 虽缺乏名师指导,但他凭借自己深厚的儒学功底,读了大量医书。⑦ 他发现很多著作都非常枯燥,不能让读者产生兴趣,所以他希望自己写的书不但能对专业学者有用,普通群众也能借此学习医药知识。⑧《汤头歌诀》一书收歌 200 余首,出版后果然深受欢迎,至今仍是医学启蒙的必读书之一。⑨ 汪昂也被后世看作一位重要的医学普及家。(《画说中医药文化丛书》编委会,2018a：124-125)

【原译】

Wang Ang and *Tang Tou Ge Jue*

① It's challenging for beginners to comprehend and memorize large numbers of medical formulas. ② A physician named Wang Ang versified formulas. ④ Take Si Jun Zi Tang (Four Gentlemen Decoction) for example, Wang Ang used six rhymed sentences to explain and supplement the formula, "There are four ingredients in this formula — Ren Shen (Radix et Rhizoma Ginseng), Bai Zhu (Rhizoma Atractylodis Macrocephalae), Fu Ling (Poria) and Gan Cao (Radix et Rhizoma Glycyrrhizae). This formula is called 'gentlemen' because of their equal dose and neutral property. By adding Ban Xia (Rhizoma Pinelliae) and Chen Pi (Pericarpium Citri Reticulatae), this formula is called Liu Jun Zi Tang (Six Gentlemen Docoction), which acts to resolve phlegm, tonify qi and warm yang. By removing Ban Xia, this formula is called Yi Gong San (Special Achievement Powder). In addition, by adding Mu Xiang (Radix Aucklandiae) and Sha Ren (Fructus Amomi), this formula acts to circulate qi and warm the spleen and stomach."

⑤ Born in the later years of Ming Dynasty, Wang Ang loved poetry and literature. ⑥ After the fall of the Ming Dynasty, he started to learn medicine and read numerous medical books. ⑦ However, he found these medical books very boring. He then decided to write his own books to attract more readers. ⑧ The *Tang Tou Ge Jue* (*Versified Prescriptions*) collected approximately 200 versified formulas. (ibid.)

【改译】

Wang Ang and *Tang Tou Ge Jue* (*Versified Prescriptions*)

② In the Ming Dynasty (1368 - 1644), there appeared a famous physician named Wang Ang. ⑤ Since his childhood, Wang Ang loved poetry and literature. ⑥ After the fall of the Ming Dynasty, he started to learn medicine and read numerous medical books. ⑦ He found these medical books very boring, and decided to write his own books to attract more readers. ① (He also found) that with the development of prescription science, increasing number of medical formulas in specialized books brought great difficulties for beginners to comprehend and memorize. ③ Therefore, he compiled a book *The Tang Tou Ge Jue* (*Versified Prescriptions*), in which complex Chinese medicine prescriptions were adapted into rhymed songs suitable for recitation and memory.

For example, Wang Ang used six rhymed sentences to explain Si Jun Zi Tang (Four Gentlemen Decoction) with its literal meaning as follows: "There are four ingredients in this formula — Ren Shen (Radix et Rhizoma Ginseng), Bai Zhu (Rhizoma Atractylodis Macrocephalae), Fu Ling (Poria) and Gan Cao (Radix et Rhizoma Glycyrrhizae). This formula is called 'gentlemen' because of their equal dose and neutral property. If Ban Xia (Rhizoma Pinelliae) and Chen Pi (Pericarpium Citri Reticulatae) are added, this formula is called Liu Jun Zi Tang (Six Gentlemen Docoction), which acts to resolve phlegm, tonify qi and warm yang. If Ban Xia is removed, this formula is called Yi Gong San (Special Achievement Powder). In addition, when Mu Xiang (Radix

Aucklandiae) and Sha Ren (Fructus Amomi) are added, this formula acts to circulate qi and warm the spleen and stomach. "

⑧ The *Tang Tou Ge Jue* (*Versified Prescriptions*) collected approximately 200 such versified formulas. The book was very popular after its publication, and it is still one of the necessary books for medical enlightenment. ⑨ Wang Ang has also been regarded as an important figure in promoting medical knowledge by later generations.

分析：《汪昂与〈汤头歌诀〉》原译遵循和原文一样的语篇结构，第一段直接介绍汪昂将复杂的"四君子汤"药方编成押韵歌诀的例子，第二段介绍汪昂的经历、编写汤歌的原因、取得的成就及后世对他的评价。英文读物一般遵循"general-specific"（笼统—具体）的篇章结构，即文章开头段提供背景知识、引入讨论话题、交代文章主题，然后正文段提供细节，进行解释说明，最后进行全文总结。改译按照"总—分—总"的篇章结构，将全文分为三段。第一段介绍汪昂学习中医药的背景和编写《汤头歌诀》的原因，第二段以"四君子汤"汤歌为例，具体说明汪昂如何将复杂的中药药方编成押韵的歌诀以适合吟诵和记忆，第三段总结该书和汪昂对后世的影响。此外，改译在标题中添加"Tang Tou Ge Jue"的释义，正文中补充"Ming Dynasty"的起止时间，并在"四君子汤"的译文中添加"with its literal meaning as follows"，说明下文是"四君子汤"汤歌的字面翻译，而未体现原文押韵的特点，从而为海外读者提供必要的历史和文化背景。此外，改译还增加了两个连接词"also"和"therefore"，以加强行文连贯，并将遗漏的第③、⑧和⑨全句或部分内容进行了补充，使得译文更加完整。

2. 体现样式

《治未病　大智慧》和《击败糖尿病》两篇文章都充分体现了科普读物语言的科学性、通俗性和文学性特点，举例说明如下。

[例 3]　世界卫生组织的研究表明，只要实行科学、文明、健康的生活方式，做到"合理膳食、适量运动、戒烟限酒、心理平衡"这十六个字，高血压病可以减少 <u>55%</u>，脑中风可以减少 <u>75%</u>，糖尿病可以减少 <u>1/2</u>，癌症可以减少 <u>1/3</u>，寿命就能延长 <u>10 年</u>。

对比句：As well as hunger and thirst, early symptoms can include fatigue, weight loss, frequent urination and blurry vision.

分析：科学性是科普文体的第一特征。科普翻译作为普及科学知识、传播科学思想和弘扬科学精神的一个重要途径，其蕴含的科学知识应该是准确无误的，其文字逻辑应该是严密的，经得起推敲的（王国凤，2014：189）。汉英平行文本列举的数字和糖尿病症状都体现了专业用语准确的特点，确保其蕴含的科学知识的准确无误。

［例4］ 说得多么好啊！疾病已经形成才去治理，这就好像口渴了才去挖井，开战了才去制造武器，那不是太晚了吗？！所以，只有疾病还未形成之前就预先防止，那才是最好的办法。

对比句：But what does meat have to do with blood sugar? Our cells' membranes are comprised, in part, of fat, which comes from what we eat.

分析：为增强科普读物的可读性，吸引普通大众读者，汉英平行文本句法简明灵活，词汇多以普通词汇为主，将科学概念通俗化、趣味化，呈现口语化倾向，贴近生活，同时运用第一和第二人称拉近与读者的距离。

［例5］ 中医强调："邪之所凑，其气必虚，正气存内，邪不可干。"讲究养生，正气强盛，即使流行病袭来，也可以减少发病；即使患病，病情也轻，康复也快。

对比句：His doctor immediately admitted him to hospital where he was prescribed insulin, an injectable treatment reserved for advanced cases.

分析：汉语文本引用古文说明预防疾病的方法，并用现代文进行解释，以便于读者理解。同样，英语文本在提到 "insulin" 时，运用同位语结构 "an injectable treatment reserved for advanced cases"对这一专业术语进行解释。

　　[例6]　我们每个家庭都应开设<u>自己的健康银行</u>,舍得健康投资,这是最为划算的投资。

　　对比句:But for the glucose to get past cells' membranes, it needs a <u>"key"</u> to get in. Insulin is that key.

　　分析:科普文章是内行写给外行看的,是科学和文学的结合,因此正式度要求不高。以上汉英两个句子通过比喻手法的运用使得抽象的理论和概念形象生动,文章不再乏味枯燥,有助于科学知识的传播。

　　在翻译《治未病　大智慧》的过程中,译者应体现出以上汉英科普读物共同的语言特点。值得注意的是,《治未病　大智慧》为添加文采,增强文章说服力,引经据典,大量引用中医药典籍文献和古代圣人先贤的语句,而这些内容有些是普通海外读者不需了解或难以理解的,因此译者需对该部分内容进行减译、改译或编译,译文参见附录1。

二、段落对比分析与翻译

　　译者在完成语篇整体结构和内容调整后,还需基于对段落命题之间逻辑关系的正确判断,根据海外读者的信息需求和阅读习惯,借鉴英语常规段落展开方式对段落进行调整,提升段落的连贯性和可读性。下文以《"生"的哲学》和其英译为例,讨论译文段落内部结构和内容调整。我们还将讨论汉语复合长句常见的逻辑关系和英译技巧。

　　1. 段落结构和内容调整

　　[例7]　《"生"的哲学》与其译文

"生"的哲学

　　① 中国传统哲学是"生"的哲学。② 孔子说的"天",就是生育万物。③ 他以"生"作为天道、天命。④《易传》发挥孔子的思想,说:"生生之谓易。"又说:"天地之大德曰生。"⑤ 生,就是万物生长,就是创造生命。生生,就是生而又生,创造又创造。⑥《易传》的意思就是说,天地以"生"为道,以"生"为德。⑦ 后代的儒家思想家都继承孔子和《易传》的这个思想,强调人的仁心、善心,就来源于"天地生物之心"。⑧ 因此"生"就是"仁","生"就是

善。⑨ 宋代周敦颐说:"天以阳生万物,以阴成万物。⑩ 生,仁也;成,义也。"⑪ 宋代程颐说:"生之性便是仁。"⑫ 宋代朱熹说:"仁是天地之生气。""仁是生底意思。"⑬ 所以儒家主张的"仁",不仅亲亲、爱人,而且从亲亲、爱人推广到爱天地万物。⑭ 因为人与天地万物一体,都属于一个大生命世界。⑮ 孟子说:"亲亲而仁民,仁民而爱物。"⑯ 宋代张载说:"民吾同胞,物吾与也。"(世界上的民众都是我的亲兄弟,天地间的万物都是我的同伴。)⑰ 宋代程颢说:"人与天地一物也。"⑱ 又说:"仁者以天地万物为一体。"⑲ "仁者浑然与万物同体。"⑳ 朱熹说:"天地万物本吾一体。"这样的话很多。㉑ 这些话都是说,人与万物是同类,是平等的,所以人应该把爱推广到天地万物。(叶朗、朱良志,2016:60-61)

The Philosophy of "Life"

① Traditional Chinese philosophy is a philosophy of "life". ② To Confucius, Heaven is the source of all living things. ③ He regards the "creation of life" as the "Heavenly Way" and the "Heavenly Destination." ④ ⑤ ⑥ *The Book of Changes* (*Yijing*), following Confucius' viewpoint, explains, "The continuous creation of life is change," and "The great virtue of Heaven and Earth is creating life." ⑮ Mencius (c.372-289 BC), a great Confucian scholar who lived just over 100 years after Confucius, said, "(One should) love one's family, love the people, and love all living things in the world." ⑦ Confucian thinkers of later generations carried on the idea of "Heaven and Earth giving birth to all life", and thus emphasized love for and kindness toward all living things. (增译) For example, many prominent Confucian scholars of the Song Dynasty (960-1279) echoed their master's view on life. ⑨ Zhou Dunyi (1017-1073) said, "Heaven creates life through yang and nurtures life through yin." ⑪ Cheng Yi (1033-1070) said, "The nature of life is live." ⑯ Zhang Zai (1020-1077) said, "All people in the world are my brothers and all beings in the world are my companions." ⑰ Chen Hao (1032-1085) said, "Those with love regard themselves as the same as other living things in the world." ⑬ We can see from their thoughts that Confucian love starts from loving one's family and other people，to loving all living things in the world. ㉑ Humans and other living things are of the same kind and are equal with each other.（Ye & Zhu，2008：34-35）

分析：对照汉英文本发现，《"生"的哲学》的译文并没有和原文一一对应，而是在保留原文主要内容的前提下，对结构和内容进行了大幅度调整。原文通过引用孔子、孟子和其他儒家代表人物以及典籍的观点，阐述了"生"的哲学。第①～③句话引用孔子的话，提出"中国传统哲学是'生'的哲学"，第④～⑥句阐述《易传》对孔子这一思想的发展，即"天地以'生'为道，以'生'为德"，第⑦、⑧句进一步指出该思想的发展："生"就是"仁"和善，第⑨～⑫句引用儒家思想家的话对该观点进行说明。第⑬、⑭句进一步提出："儒家主张的'仁'，不仅亲亲、爱人，而且从亲亲、爱人推广到爱天地万物"，并在第⑮～⑳句中引用孟子和其他儒家代表人物的话加以阐述，最后第㉑句进行小结。

该段虽由浅入深地分析了"生"的哲学，但在翻译过程中，如果不运用衔接手段，海外读者恐怕很难厘清繁杂句子之间的逻辑关系，加上众多儒家代表人物和引言，读者更难以抓住、理解主要内容。译文以海外读者信息需求和阅读习惯为出发点，对原文作了大量语序和内容调整。译文首先交代古代哲人对"生"的思想的认识过程，在保留原文孔子和《易传》引言的基础上，考虑到孟子的影响以及海外读者对其的熟悉度，将孟子的例子提前，并增译了相关背景知识。第⑦句起到承上启下的作用，概述后代的儒家思想家都继承了孔子和《易传》的思想，强调人的仁心、善心。第⑦句后句是增译，概括说明宋朝许多知名儒家学者对该观点的传承，并用"for example"显化句间的逻辑关系。在按照时间顺序列举宋代知名学者的观点时，进行了删减，只保留原文中代表性较强的人物和引言，即⑨、⑪、⑰句。⑬句增译"We can see from their thoughts that"总结全文，并改用第一人称以拉近和读者的距离，增强译文的亲切感。可见，调整过的译文充分考虑了海外读者的知识背景和阅读习惯，逻辑清楚，连贯性强，具有很强的可读性。

2. 汉语复合长句的逻辑关系和英译

从翻译角度来看，汉语复合长句的逻辑关系分为总分、因果、铺垫—主旨、主旨—补充关系及并列等等。在翻译过程中,译者需准确分析原文句间逻辑关系,再运用适当的语言策略译出。

1) 因果关系

[例8] ① 相传西汉文帝时,湖南郴州有一位名医叫苏耽,② 他医术精湛,好助人为乐,人称"苏仙翁"。(《画说中医药文化丛书》编委会,2018a：62-63)

译文：① During the reign of Emperor Wen of Han, there was a well-known physician named Su Dan in Chenzhou, Hunan Province. ② He was called "Su Xian Weng (immortal Su)" because of his medical skills and readiness to help others. (ibid.)

分析：汉语的因果关系多通过语境隐含,英语的因果关系既有隐性表达,又有显性表达。在英译过程中,需将汉语隐含的因果关系显性化。例句第②句的"医术精湛,好助人为乐"和"人称'苏仙翁'"是因果关系,但为隐性表达,英译时需用"because of"显化这种关系。

2) 铺垫—主旨关系和主旨—补充关系

[例9] ① 益以夏陈名六君,② 祛痰补气阳虚饵。(《画说中医药文化丛书》编委会,2018a：124-125)

译文：(1) By adding Ban Xia (Rhizoma Pinelliae) and Chen Pi (Pericarpium Citri Reticulatae), this formula is called Liu Jun Zi Tang (Six Gentlemen Docoction), (2) which acts to resolve phlegm, tonify qi and warm yang. (ibid.)

分析：铺垫—主旨关系包括递进、转折、假设、背景—主题、条件—结论、虚写—实写等关系,它们都遵循"次要—主要"的逻辑关系,对于铺垫部分的次要信息,可以用定语从句、同位语、前置独立结构、插入语、标点符号等。相反,体现主旨—补充关系的句子在翻译时,补充成分可以用独立结构、非限制性定语从句或其他结构。本例的主要信息是"名六君","益以夏陈"说明"六君"的构成,"祛痰补气阳虚饵"说明"六君"的功效,译文通过介词短语和定语从句,清楚地表达出句子中的"次要—主要—次要"关系。

3)连动关系

[例10] ① 他把羊肉、辣椒和祛寒药材放在锅里熬煮,② 然后将羊肉、药物捞出切碎,③ 用面皮包成耳朵样的"娇耳",④ 煮熟后分给求药的人每人两只"娇耳"、一大碗肉汤。(《画说中医药文化丛书》编委会,2018b:106-107)

原译:① He put and decocted mutton, pepper and other cold-dispelling medicines in the pot, ② then took the meat and medicines out and got them chopped, ③ and made ear-shaped food with pastry wrapper. ④ Each one who sought for treatment would get two Jiao Er and a bowl of meat soup. (ibid.)

改译:(1) He began the process by putting mutton, pepper and other cold-dispelling medicines in a pot and decocted them together. (2)(3) After taking mutton and medicine out and chopping them, he wrapped the filling into flour crust to make ear-shaped Jiao'er. (4) Each one who sought for treatment would get two boiled Jiao'ers and a bowl of meat soup.

分析:连动关系是一个施事主语带三个以上的谓语动词。翻译时可以在几个动词之间或最后加上"and""then"等衔接词;也可以在几个连动动词中,选取一个或几个作为补充和背景,用现在分词表示,其他的数个或一个作为突出和前景,用基本时态表示;还可以用"where""before""when"等连词引导的从句表示后续动作。该句描述了"放""煮""捞出""切碎""包"等做"娇耳"的一系列动作,原译第(1)、(2)、(3)句用"then""and"等词语表达出动作过程,但语言略显单调,句间关系也不够紧密。改译后第(1)句增加了"began the process by"统领下面的动作,将第(2)、(3)句浓缩在一起,用"after""to"两个介词,清晰地表示出动作的连贯性,并将"用面皮包成耳朵样的'娇耳'"译为"wrapped the filling into flour crust to make ear-shaped Jiao'er",交代"娇耳"这一中国特色食品的由来。

4）并列关系

[例11] ① 中医四大经典在这一时期集中涌现：②《黄帝内经》和《难经》为中医理论之源，③《神农百草经》为本草学之祖，④ 张仲景的《伤寒杂病论》则开启了临床辨证施治之端。（《画说中医药文化丛书》编委会，2018a：34-35）

译文：① This period witnessed the emergence of four major classics in traditional Chinese medicine — *Huang Di Nei Jing*，*Nan Jing*，*Shen Nong Ben Cao Jing* and *Shang Han Za Bing Lun*. ② The first two has been treated as the fundamental doctrinal source for Chinese medicine. ③ *Shen Nong Ben Cao Jing* has been regarded as the first book on Chinese herbs. ④ *Shang Han Za Bing Lun* by Zhang Zhongjing initiated the treatment protocols according to syndrome differentiation. (ibid.)

分析：译者先在第①句补充了中医四大经典的名称，然后分别在第②、③、④句列出每部经典的卓越之处。我们也可以用分号或"and"将原②、③、④句合为一句，加强并列关系。

三、词语对比分析与翻译

中医药科普读物会经常出现中医药术语和有关中国历史文化的特色词汇，本部分讨论如何灵活运用直译、意译、释义、省译、增译等翻译技巧，用通俗易懂的语言传播中医药知识和文化。

1. 中医药术语

中医药术语翻译既要科学性强，又要具有可读性，经常采用的翻译技巧包括直译、音译加注释、意译、释义等。

[例12] 如"四君子汤"："四君子汤中和义，参术茯苓甘草比……"。（《画说中医药文化丛书》编委会，2018a：124-125）

原译：Take Si Jun Zi Tang（Four Gentlemen Decoction）for example … This formula is called "gentlemen" because of their equal dose and neutral property. (ibid.)

改译 1：Take Si Jun Zi Tang（Four Gentlemen Decoction）for example... This formula is called "four gentlemen" of herbal medicine because the four herbs in this formula are mild in nature and blend well together in tonifying the qi.

改译 2：Take Decoction of Four Mild Drugs for example...

分析：原译采用拼音加直译，并增加释义"This formula is called 'gentlemen' because of their equal dose and neutral property"，使译文与原文基本取得内容与形式的统一，但对"四君子汤"内涵的解释可以更加深入，"四君子汤"的完整释义为：

In traditional Chinese culture it was common to refer to four important things that were harmonious as a group and not given to extremes as the "four gentlemen" or the "four noblemen" after the Confucian term for a person who exhibits ideal behavior. The four herbs in this formula are mild in nature and blend well together in tonifying the qi. They are therefore called the "four gentlemen" of herbal medicine.（郑玲，2013：30）

该释义虽然达意，但直接放在译文中显得冗长，我们可将释义拆开，巧妙地插入译文中，如改译 1 所示。但是，添加释义难免会影响语篇的连贯性，在这种情况下，我们可意译，如改译 2 所示。比喻是中医词语修辞的一大特色，"四君子汤"就是比喻描写，读起来带有浓厚的文学色彩，但科普读物属于科技文体，这种文体旨在阐述理论、思想和成果，在表达上要求语言简洁，逻辑清晰，一般不用带有感情色彩的词汇，因此遇到这种词汇，意译也是一种不错的选择。

[例 13]　得道成仙本是虚幻，但这一传说却反映了人们对祛病保健美好愿望和良医大家的仰慕之情。自此，中医药史上就有了"橘井泉香"的佳话，后人也用其形容医术高超、治病救人的中医。（《画说中医药文化丛书》

编委会,2018a:62-63)

原译:This mythical story indicated the people's wishes to ward off diseases and admiration for doctors. The story of Ju Jing Quan Xiang (tangerine leaves and well water) has become a well-told tale in the history of traditional Chinese medicine.(ibid.)

改译:This mythical story reflects people's wishes to ward off diseases and admiration for doctors, and therefore become a well-told tale in the history of traditional Chinese medicine. Ju Jing Quan Xiang (tangerine leaves and well water) is used to refer to the highly skilled doctors who are capable of treating and saving patients with Chinese medicine.

分析:"橘井泉香"采用的也是比喻描写,原译运用了音译和直译策略,改译通过补译原文中最后一句"后人也用其形容医术高超、治病救人的中医"进行必要释义,帮助海外读者更好地理解其中医文化内涵。

2. 文化负载词

在翻译文化负载词时,译者需具有强烈的受众意识,根据内外受众有别的原则,采取深化或浅化翻译策略,对于海外读者不感兴趣的内容或有损于国家形象的内容要果断删去。反之,如果特色词汇能体现中医药传统文化的核心概念,或对译文的连贯性至关重要,则需进行必要的注解和解释,以加深读者的理解,促进中医药文化的对外传播。

[例14] 孟子说:"亲亲而仁民,仁民而爱物。"(叶朗、朱良志,2016:60-61)

译文:Mencius (c. 372-289 BC), a great Confucian scholar who lived just over 100 years after Confucius, said,"(One should) love one's family, love the people, and love all living things in the world."(Ye & Zhu, 2008:34-35)

分析:译文运用增译法,补充了孟子的生辰,并说明了孟子是继孔子之后的一位伟大的儒家学者,从而增强了孟子引言的权威性。这些中国读者耳熟能详的人物对于海外读者可能比较陌生,如不加注解,读者可能难以领会引言的重要性,也会影响到语篇的连贯性,因此很有必要进行深化翻译。

[例15]　汪昂出生在明朝末年,早年爱好诗文,<u>明朝灭亡后不愿为清廷效忠</u>,才弃儒学医。(《画说中医药文化丛书》编委会,2018a:124-125)

译文:Born in the later years of the Ming Dynasty, Wang Ang loved poetry and literature. <u>After the fall of the Ming Dynasty</u>, he started to learn medicine and read numerous medical books.(ibid.).

分析:译者省译了"明朝灭亡后不愿为清廷效忠"一句。如翻译此句,海外读者很难理解汪昂在明朝灭亡后不愿为清廷效忠的原因,加注解会影响语篇的连贯性,并可能会导致读者的误解。因此在不影响全篇主题的前提下,略去此句是非常合适的策略。

四、翻译实践与思考

❶ 这封题为"健康·长寿·快乐"的信选自《奇妙中医药——家庭保健顾问》一书。请以小组的形式将此封信译为英文。为迎合海外读者的文化背景、信息需求和阅读习惯,在翻译过程中,需对原文语篇结构和内容进行必要调整。

健康·长寿·快乐

任智明先生:

(1)捧读来信,特别高兴。酒逢知己千杯少,说话投机自然多。面对你的来信,遥望窗外的星空,不禁浮想联翩,许多话都想对你诉说。梳理一下思路,最想说的还是咱们的中华养生文化。

(2)中医药养生,既讲医理,又富哲理,而且文采飞扬。你看看《证治百问》的这段话:"人之性情最喜畅快,形神最宜焕发,如此刻刻有长春之性,时时有长生之情,不惟却病,可以永年。"说得多么好啊!仅仅38个字,就把健康、长寿、快乐刻画得活灵活现,医理之中寓哲理,细细品味,妙趣深深。人要健康,全靠身心和谐,形神焕发,特别要做到性情畅快,这就是永葆青春的妙诀,既可健康不病,又可延年益寿,还能天天快乐。要想延年益寿,离不开健康,要想天天快乐,更是离不开健康。我还想特别强调:"大千世界,以人为本,人生幸福,健康为本。"拥有健康,才能创造幸福,也只有拥有健康,才能享受幸福。印度《五卷书》说得好:"在地球上没有什么收获比得上健康。"阿拉伯谚语也强调指出:"有健康的人,便有希望。有希望的人,便有一切。"

(3) 健康是事业的本钱,拥有健康,才能助你建功立业、发家致富、成名成家。如果丧失健康,即使一时成功,最后还是以失败告终。世界卫生组织总干事马勒博士说得明白:"健康不是一切,但失去健康便失去一切。"古希腊著名哲学家赫拉克列特说得最为深刻:"如果没有健康,智慧不能发挥,文化无法施展,知识无法利用,就没有力量去战斗和创造财富。"

(4) 古今中外的这些格言警语,何等精彩,是生存智慧的结晶,是极为珍贵的精神财富,给我们启迪,让我们深思。

(5) 健康这么重要,那么怎样才算健康呢?

(6) 有人说,没有病就叫健康,这种看法不全面。有人说,身体好就叫健康,这种看法也不全面。真正的健康,至少要符合三条标准。世界卫生组织(WHO)将健康概括为这样一句话:"健康就是身体上、心理上和社会适应上的完美状态。"后来,进一步的研究表明,只符合以上三条标准,并不完美,还必须再加上一条重要的标准——道德健康。我的看法是,真正完美的健康应当包括五条标准:① 身体健康;② 心理健康;③ 道德健康;④ 人与大自然适应;⑤ 人与社会适应。应当做到三个和谐:① 身心和谐;② 人天和谐;③ 人际和谐。用一句话来概括:"健康就是身体健康、心理健康、道德健康、人天适应、人际和谐的完美状态。"

(7) 要想延年益寿,离不开健康;要想天天快乐,更是离不开健康。如果只是寿命长,身体不健康,病痛缠身,也就没有多少乐趣可言。苏联的哈列斯基说得好:"如果一个人只忙着同疾病作斗争。那长寿的乐趣也就不大了!"现实中的例子确实是这样。有的人年过八旬,有的人活到九十高龄,但却没有健康,长期卧床,生活不能自理,吃喝拉撒全靠别人照料,一年四季病痛不断,甚至重病缠身,度日如年。这样的长寿究竟有多少乐趣可言呢?所以,我们要争取的是健康的长寿,既不增加家庭的拖累,也不成为社会的负担,而且可以充分发挥自己的余热,贡献于家庭,服务于社会,并从中享受老有所为的快乐。

（8）人生的幸福，不仅寓于寿而康，而且在于乐而康，只有这样，我们才能真正做到"多活些年，多做些事，多享些福"。

（9）智明先生，我们崇尚健康，我们追求长寿，我们更要品味快乐。人生一世，从小到老为的就是快乐，为大众创造快乐，自己也从中不断地品味快乐，这才是延年益寿永葆青春的真谛。还是前贤说得好："人之性情最喜畅快，形神最宜焕发，如此刻刻有长春之性，时时有长生之情。"妙哉斯言！

祝健康　长寿　快乐

马有度

❷ 基于本次翻译实践，结合英文科普读物文本规范，讨论翻译过程中在语篇、段落、句子及词语层面所做的翻译调整、采取的翻译策略及原因。

第三节　中成药说明书英译

中成药说明书是载明中成药药品重要信息的法定文件，是医护人员和患者了解药品的重要途径。高质量的英译版中成药说明书成为中药走向世界的敲门砖，在中药的推广过程中占据着重要的地位。中成药说明书的英译不仅要有能传达医学信息的语言功能，让海外消费者了解和熟悉药品的药理作用、用法、用量、适应证及禁忌等，而且要能激发海外消费者们的购买欲，促进产品在海外的销售以及中医药文化的对外传播。刘明、汪顺、黄树明（2017：123）对 2002～2016 年间发表的 57 篇有关中成药说明书翻译的论文进行了分类统计，结果显示，说明书英译的主要问题是药名名称翻译混乱、功效语语句欠妥、英译标准不统一、结构内容缺失、可读性差等，其他问题还有望文生义、错译漏译、语法错误、翻译死板、中式思维严重等。本节聚焦说明书语篇、功效语以及药名和中医药术语的英译，基于平行文本对比分析提取、归纳翻译策略，促进实现中成药说明书译文的预期功能和目的，提升译文的质量和传播力。

我国的中成药市场产品中，用于出口的主要是抗感冒类、抗病毒类以及清热解毒类的药品，因此本节选择治疗呼吸类疾病的中成药中英文说明书作为分析语料。语料分为两组，一组是 10 份中国内地中成药产品的中英文说明书（以下简称"内地说明书"),主要选自涂雯(2018：25)建立的中成药中英文说明书语料库,包括《健民咽喉片说明书》《急支糖浆说明书》《咳喘丸说明书》《藿香正气胶囊说明书》等。第二组是 10 份中国香港中成药产品的中英文说明书(以下简称"香港说明书"),选自香港京都念慈菴、位元堂、余仁生等中药公司的网站,这些公司的中药产品得到国际权威认证,英文说明书比较适合作为参考语料,包括《京都念慈菴蜜炼川贝枇杷膏说明书》《清嗓饮说明书》《小柴胡汤说明书》《藿香正气散颗粒说明书》《养阴丸说明书》《银翘散颗粒说明书》等等。用于分析语篇特征的语料包括 2 篇中国内地说明书(《健民咽喉片说明书》和《急支糖浆说明书》)、1 篇中国香港说明书(《京都念慈菴蜜炼川贝枇杷膏说明书》)和 1 篇西药 *NASAL DECONGESTANT* 说明书(《鼻腔减充血片说明书》)。

一、篇章对比分析与翻译

1. 纲要式结构

药品说明书的结构比较固定,一般包括药品名称(Drug)、主要成分(Composition)、性状(Description)、功能主治/适用症(Indications)/作用与用途(Actions and Uses)、规格、用法用量(Administration and Dosage)、不良反应(Adverse Reactions)/副作用(Side Effects；Side-effects)、禁忌(Contraindications)、注意事项(Precautions)、药物相互作用(Pharmacological Actions)/临床药理学(Clinical Pharmacology)/毒理学(Toxicology)、贮藏(Storage)、包装(Package)、有效期/失效期(Expiry Date)、批准文号和生产公司(Manufacturer)。对比分析发现,《急支糖浆说明书》《京都念慈菴蜜炼川贝枇杷膏说明书》和《鼻腔减充血片说明书》的结构语都比较完整,但《健民咽喉片说明书》结构语缺失,导致语篇结构不清晰,主要信息不突出,有必要进行改译。

[例 1]

健民®咽喉片

鄂卫准字(90)1325 号

本品根据中医验方"玄麦柑橘汤"等方剂综合研制,用于急慢性咽喉炎及发音器官的保健。经 316 例临床验证,治疗急慢性咽喉炎总有效率为 95.9%,经武汉卫生部门鉴定,批准生产。

本品为纯中药制剂,其配方含玄参、生地、麦冬、桔梗、胖大海、板蓝根、藏青果等十三种中药。经药理研究实验证明:本品能扩张微血管、改善微循环,增加唾液及唾液蛋白分泌,减轻炎性组织所致的疼痛,对急性炎症的渗出和水肿有明显的抑制作用。本品对甲型链球菌、乙型溶血性链球菌、金黄色葡萄球菌及肺炎双球菌、脑膜炎双球菌、大肠杆菌等有抑制作用。

本品在含化过程中,药物缓慢释放,通过咽喉黏膜溶解吸收,对整个机体有清热泻火之功效。其疗效优于其他含片,且无毒副作用。

中国武汉健民药业(集团)股份有限公司

武汉市健民制药厂

地址:武汉市汉阳市鹦鹉大道 384 号

【原译】

JIAN MIN YAN HOU PIAN

(Tablet in Mouth)

Authorized Registration No. HBMP (90) 1325

JIAN MIN YAN HOU PIAN is based on "xuan mai gan jie decoction", proved recipe from traditional Chinese medicine, is indicated for the acute and chronic pharyngitis and benefits the voice organs. The effective rate is as high as 95.9% proved by the clinical study in 316 cases. It has been approved by Wuhan Hygienic Bureau for the production.

This drug is a pure Chinese herbal preparation. It contains Radix Scrophulariae, Radix rehmanniae, Radix Isatidis, etc., thirteen kinds of drugs. It is proved by pharmacologic test that it can dilate capillary, improve microcirculation, increase saliva and saliva protein, alleviate patients' pain caused by inflammatory tissue, and suppress seepage and edema caused by acute inflammation. It is proved by bacteriostatic test that it can suppress the growth of B-hemolytic streptococcus, staphylococcus aurous, diplococcus pneumonlae, meningococcus and colibacillus.

This drug can clear pharynx, moisten throat to promote the production of body fluid, detoxify and purge the fire. Its action is better than other tablets in mouth, no any side and toxic effect.

China Wuhan Jianmin Pharmaceutical (Groups) Co. Ltd.

Wuhan Jianmin Pharmaceutical Factory

Add: No. 384 Ying Wu Ave.

Hanyang, Wuhan, China

【改译】

JIAN MIN YAN HOU PIAN

(Throat Tablets)

Authorized Registration No. HBMP (90) 1325

Composition

Thirteen kinds of drugs including Radix Scrophulariae, Radix Rehmanniae, Radix Isatidis, etc.

Actions & Indications

JIAN MIN YAN HOU PIAN is based on Xuan Mai Gan Jie Decoction, a proved formula of traditional Chinese medicine. It can clear pharynx, moisten throat to promote the production of body fluid, detoxify and purge the fire, and is effective for the temporary relief of acute and chronic pharyngitis symptoms.

Adverse Reactions

No side and toxic effects.

Clinical Pharmacology

Approved by Wuhan Hygienic Bureau for the production, this drug has the effective rate as high as 95.9% as proved by the clinical study in 316 cases. Pharmacologic test proves that it can dilate capillary, improve microcirculation, increase saliva and saliva protein, alleviate patients' pain caused by inflammatory tissue, and suppress seepage and edema caused by acute inflammation. Bacteriostatic test proves that it can suppress the growth of B-hemolytic streptococcus, staphylococcus aurous，diplococcus pneumonlae，meningococcus and colibacillus.

Manufacturer

China Wuhan Jianmin Pharmaceutical （Groups） Co. Ltd.

Wuhan Jianmin Pharmaceutical Factory

No. 384 Ying Wu Ave.

Hanyang，Wuhan，China

分析：《健民咽喉片说明书》原译共三段，没有结构语，第一段介绍药品的适用症、有效率和批准机构，第二段介绍药品成分和药物作用，第三段交代药品功能以及无副作用，最后是厂家名称和地址。根据药品说明书结构规范，改译增添了五个结构语："Composition""Indications""Adverse Reactions""Clinical Pharmacology"和"Manufacture"，并对原译的内容和结构进行相应调整，便于海外读者定位所需信息。

2. 体现样式

药品说明书一般运用正式用语、专业术语和第三人称以保证内容客观、科学、准确，较少使用表明个人态度和情感的词语。但是，通过对比分析中成药英文说明书平行文本发现，适当使用评价语可拉近与读者的距离，增强译文的感染力。下面以例 1 改译的《健民咽喉片说明书》功效语部分举例说明。

［例 2］ ① 本品根据中医验方"玄麦柑橘汤"等方剂综合研制，② 本品在含化过程中，药物缓慢释放，通过咽喉黏膜溶解吸收，对整个机体有清热泻火之功效，③ 用于急慢性咽喉炎及发音器官的保健。

原译：① JIAN MIN YAN HOU PIAN is based on Xuan Mai Gan Jie Decoction，a proved formula from traditional Chinese medicine. ② It can clear pharynx，moisten throat to promote the production of body fluid，detoxify and purge the fire，and is effective for the temporary relief of acute and chronic pharyngitis symptoms.

对比句：① 润肺化痰、止咳平喘、护喉利咽、生津补气、调心降火。② 本品适用于伤风咳嗽、痰稠、痰多气喘、咽喉干痒及声音嘶哑。（《京都念慈菴蜜炼川贝枇杷膏说明书》）

对比句译文：① Nin Jiom Pei Pa Koa is formulated from Chinese herbal ingredients and plant extracts together with honey and sugar syrups and has a pleasant taste. ② It provides temporary relief of coughs and sore throat associated with common cold，influenza or similar ailments. ③ Nin Jiom Pei Pa Koa is effective for the temporary relief of the symptoms of bronchial cough and loss of voice.

改译：① JIAN MIN YAN HOU PIAN is formulated from Chinese herbal ingredients and plant extracts together with honey and sugar syrups and has a pleasant taste. ② It can clear pharynx，moisten throat to promote the production of body fluid，detoxify and purge the fire，and is effective for the temporary relief of acute and chronic pharyngitis symptoms.

分析：《健民咽喉片说明书》首句说明药品基于中医药配方，对比文本《京都念慈菴蜜炼川贝枇杷膏说明书》首句，不仅突出其中草药和植物配方特点，还增加了评价语"pleasant"，给人以愉悦之感。译者可借鉴对比句感染力表现手法对《健民咽喉片说明书》译文进行调整，首先将抽象的产品成分介绍"a proved formula from traditional Chinese medicine"具体化，满足海外消费者对产品信息的需求；其次，增译"pleasant"，给消费者直接的感受，增强产品吸引力。

外观设计也是说明书体现样式中不可忽略的重要组成部分。一份外观醒目、排版悦目的说明书能使读者快速找到所需信息，提升读者的阅读感受，下面以《急支糖浆说明书》为例予以说明。对比文本包括《京都念慈菴蜜炼川贝枇杷膏说明书》①和《鼻腔减充血片说明书》②。

[例 3]

急支糖浆说明书

请仔细阅读说明书并按照使用或在药师指导下购买和使用。

---

① 全文详见附录 3。
② 全文详见附录 4。

[药品名称]

通用名称：急支糖浆

汉语拼音：Jizhi Tangjiang

[成　　份]　鱼腥草、金荞麦、四季青、麻黄、紫菀、前胡、枳壳、甘草。辅料为蔗糖、苯甲酸、山梨酸钾。

[性　　状]　本品为棕褐色的黏稠液体；味甜、微苦。

[功能主治]　清热化痰，宣肺止咳。用于外感风热所致的咳嗽，症见发热、恶寒、胸膈满闷、咳嗽咽痛；急性支气管炎、慢性支气管炎急性发作见上述证候者。

[用法用量]　口服，一次 20～30 毫升，一日 3～4 次；儿童一岁以内一次 5 毫升，一岁至三岁一次 7 毫升，三岁至七岁一次 10 毫升，七岁以上一次 15 毫升，一日 3～4 次。

[不良反应]　尚不明确

[禁　　忌]　尚不明确

[注意事项]　1. 忌烟、酒及辛辣、生冷、油腻食物。2. 不宜在服药期间同时服用滋补性中药。3. 支气管扩张、肺脓疡、肺心病、肺结核患者出现咳嗽时应去医院就诊。4. 高血压、心脏病患者慎用。糖尿病患者及有肝病、肾病等慢性病的严重患者应在医师指导下服用。5. 儿童、孕妇、哺乳期妇女、年老体弱者应在医师指导下服用。6. 服药期间，若患者发热体温超过 38.5℃，或出现喘促气急者，或咳嗽加重、痰量明显增多者应去医院就诊。7. 服药 3 天症状无缓解，应去医院就诊。8. 对本品过敏者禁用，过敏体质者慎用。9. 本品性状发生改变时禁止使用。10. 儿童必须在成人监护下使用。11. 请将本品放在儿童不能接触的地方。12. 如正在使用其他药品，使用本品前请咨询医师或药师。13. 运动员慎用。

[药物相互作用]　如与其他药物同时使用可能会发生药物相互作用，详情咨询医师或药师。

[贮　　藏]　密封。

[包　　装]　聚酯塑料瓶包装，每瓶装 300 毫升。

[有 效 期]　36 个月

[执行标准]　《中国药典》2015 年版一部

[**批准文号**]　国药准字 Z33020852

[**说明书修订日期**]　2016 年 04 月 25 日

[**生产公司**]　公司名称：太极集团浙江东方制药有限公司

【原译】

ACUTE BRONCHITIS SYRUP

Composition：

Herba Houttuyniae cordata Thumb, Fagopyrum cymosum, Ilicis purpureae Hassk, Herba Ephedrae, Radix Asteris, Radix Peucedami, Fructus auranti, Radix Glycyrrhizae and adjuvants: Sucrose, Benzoic acid, Potassium sorbate.

Actions and Indications：

Clearing heat and transform phlegm: diffuse the lung and suppress cough. Use for the treatment due to the external contraction of wind and fever with symptoms of an aversion to cold with fever: fullness and oppression in the chest and diaphragm: cough and sore pharynx: acute bronchitis, and acute attack of chronic bronchitis with the above mentioned symptoms.

Dosage and Administration：

Orally, 20-30 mL at a time, 3 or 4 times a day; for children under one year, 5 mL each time; 1 to 3 years 7 mL each time; 3 to 7 years, 10 mL each time and above 7 years, 15 mL at a time, 3 or 4 times a day.

Adverse drug reaction：

No any study report available.

Contraindication：

No any study report available.

Caution：

Carefully read the Directions of Use.

Storage：

Keep tightly close.

Package：Packaged in plastic bottle, 300 mL/bottle/box.

【改译】

ACUTE BRONCHITIS SYRUP

Composition

Herba Houttuyniae cordata Thumb

Fagopyrum cymosum

Ilicis purpureae Hassk

Herba Ephedrae

Radix Asteris

Radix Peucedami

Fructus auranti

Radix Glycyrrhizae and adjuvants: Sucrose, Benzoic acid, Potassium sorbate.

Actions and Indications

Clearing heat and transform phlegm: diffuse the lung and suppress cough. Use for the treatment due to the external contraction of wind and fever with symptoms of an aversion to cold with fever: fullness and oppression in the chest and diaphragm: cough and sore pharynx: acute bronchitis, and acute attack of chronic bronchitis with the above mentioned symptoms.

Dosage and Administration

Adults	20-30 mL a time, 3 or 4 times a day, taken orally
Children ages 7 and older	15 mL a time, 3 or 4 times a day, taken orally
Children ages 3 to 7 years	10 mL a time, 3 or 4 times a day, taken orally
Children ages 1 to 3 years	7 mL a time, 3 or 4 times a day, taken orally
Children under 1 year	5 mL a time, 3 or 4 times a day, taken orally

Warnings

Do not use if you

—have allergic constitution.

Be cautious if you

—are taking tonic Chinese medicine or other drugs.

—are an athlete.

Ask a doctor for guidance before use if you

—are children, pregnant or breast-feeding women or elderly people.

—have hypertension, heart disease, diabetes and other chronic diseases such as liver disease and kidney disease.

Stop using and go to hospital

—if you have fever and body temperature more than 38.5℃, or has shortness of breath, or cough worsens with the amount of sputum increasing significantly.

— if the symptoms are not relieved after taking medicine for 3 days.

— if you have bronchiectasis, pulmonary abscess, pulmonale or tuberculosis,and show the symptom of cough.

Keep out of reach of children

Pharmacological actions

If the drug may interact with other drugs, ask your doctor or pharmacist for details.

Adverse drug reaction

No study report available.

Contraindication

No study report available.

Caution

Carefully read the Directions of Use.

Storage

Keep tightly close.

Package

Packaged in plastic bottle, 300 mL/bottle/box.

分析：《急支糖浆说明书》原译中"性状""注意事项"等重要内容没有译出，过度简化原文。在排版上，由于缺乏对海外受众阅读感受的充分考虑，每部分内容都只采用了单一的文字形式，不免会加重读者的阅读负担。平行文本《鼻腔减充血片说明书》以加粗加黑、变化字体、分行单列、图表等多种形式突出显示说明书的重要信息。改译借鉴平行文本说明书的排版形式对《急支糖浆说明书》进行格式调整，如逐行列出"Composition"中的药品成分，改用表格呈现"Dosage and Administration"的具体内容，运用简洁明了的语言分行列出"Warning"具体条目等等。需要说明的是，当前对《急支糖浆说明书》的改译只限于排版方面，原译存在的语言表达、语法等方面的问题将在下文阐述。

二、功效语对比分析与翻译

中成药说明书的功效语是中成药说明书的重要组成部分，其主要功能是告知潜在消费者药品的药理功能和主治病症，这既是药品的核心关键信息，也是海外消费者最看重的部分，将成为他们选择与购买药品最重要的依据（肖琼，2014：100）。规范的中成药英文说明书的功效语翻译既要忠实体现原文原意，又要考虑海外受众的接受度，通过准确、凝练的译文，精确传递信息，指导海外消费者用药。连贯与衔接问题是导致国外消费者难以理解功效语部分的重要原因，译者需要明确汉语和英语连贯与衔接方式的不同，才能避免中式思维导致的结构不清。

［例4］　① 止咳平喘。② 用于伤风感冒，鼻塞，流涕，咳嗽，气喘，痰多。（《咳喘丸说明书》）

原译：① This product relieve a cough, and smooth asthma, ② which used for people who catch a cold, have a stuffy nose, have a running nose, cough, gasping, and sputum.

对比句：① 精选天然草本植物精华，清热利咽，润喉护嗓。② 本品适合因长期用嗓、用声过度或因烟酒过多、睡眠不足所致的喉咙不适人士服用。（《清嗓饮说明书》）

① Voice Soothing Drink contains the natural herbal ingredients that help to expel heat, relieve sore throats, soothe and protect the voice. ② It is suitable for people who are suffering from sore throat due to excessive or prolonged use of their voice，excessive smoking and alcohol consumption or lack of sleep.

改译：① The drug functions to relieve cough and smooth breathing. ② It is suitable for people who are suffering from common cold，stuffy or running nose，cough，difficult breathing and profuse sputum.

分析：《咳喘丸说明书》原译有明显的语法和语言表达问题。此外，药品功能和适应证是功效语两项同等重要的内容，但该译文中的主从句体现的是以药品功能为主，以药品适用症为辅的关系，逻辑关系表达不当。对比句译文连贯，衔接紧密，表达简洁，其中第①句交代产品的成分与功能，第②句说明适用对象及病症。以该句作为参考，调整《咳喘丸说明书》的翻译如下：① 改变原译句型，突出药品功能和适应证两个信息重点，改译后的第①句介绍药品功能，第②句借用对比句中的"It is suitable for people who are" 结构，说明药品的适用对象与适应证；② 为提升译文的结构平行度和语言简洁性，用"suffer from"词组改译适用对象与适应证部分；③ 调整原译文中不符合原意的中医药术语英译，如"平喘"中的"喘"和西医中的"asthma"不是同一概念，改译为"breathing"。

[例 5] ① 清热化痰，宣肺止咳。② 用于外感风热所致的咳嗽，症见发热、恶寒、胸膈满闷、咳嗽咽痛；急性支气管炎、慢性支气管炎急性发作见上述证候者。(《急支糖浆说明书》)

原译：① Clearing heat and transform phlegm：diffuse the lung and suppress cough. ② Use for the treatment due to the external contraction of wind and fever with symptoms of an aversion to cold with fever：fullness and oppression in the chest and diaphragm：cough and sore pharynx：acute bronchitis，and acute attack of chronic bronchitis with the above mentioned symptoms.

对比句：① 和解少阳。② 本品适用于外感风寒或感冒后期所属少阳证。如寒热往来、食欲不振、头晕、作呕作闷、口苦咽干等症。(《小柴胡汤说

明书》)

对比句译文：① Regulates Shaoyang disease. ② It is beneficial for relief of symptoms associated with Shaoyang disease due to the late stages of cold and flu such as chill and fever，loss of appetite，dizziness，nausea，bitter taste of mouth and dry throat.

改译：① Acute Bronchitis Syrup can clear heat to transform phlegm，diffuse the lung to suppress cough. ② It is indicated for the relief of symptoms associated with cough due to external contraction of wind and fever，such as aversion to cold with fever，fullness and oppression in the chest and diaphragm，cough and sore pharynx，and for acute bronchitis and acute attack of chronic bronchitis with the same symptoms.

分析：《急支糖浆说明书》的原译采取直译的方法,除语言"硬伤"外,中式思维严重,连贯与衔接性差。对比句译文第①句表明药品的功能,第②句表明适应证,体现了英语的语篇结构连接词多、衔接紧密的特色,通过"due to""such as"等词语显化语句之间的逻辑关系,内容重点突出,语言表达较为地道,易于海外消费者接受。为此,对《急支糖浆说明书》的原译进行调整如下：① 基于对第②句各成分之间逻辑关系的分析,借用"be indicated for"和"symptoms associated with... due to... such as"句型进行改译;② 原译中两个句子分别是动名词和动词短语,为提升功效语译文的正式度,将原两个短语扩展为两个完整句。改译后,译文还存在中医药术语翻译的问题,将在词语部分进行深入分析和进一步调整。

三、词语对比分析与翻译

中成药药品名称承载着中医药文化和医理意义,好的药品译名既能传播中医药文化,又能打动海外消费者购买。功效语部分的中医药专业术语蕴含着丰富的中医与中药学理论,用语偏文学化,介于文言文和白话文之间,含有大量的四字结构,是功效语英译的重点和难点。在翻译药品名称和中医药术语时,译者需要用海外消费者易于理解的表达方式,体现术语蕴含的中医药文化与医理特色。

1. 药品名称

[例 6] 蛇胆川贝枇杷膏 SHEDAN CHUANBEI PIPA GAO

对比药名：念慈菴枇杷膏 Nin Jiom Pei Pa Koa（Traditional Chinese Herbal Cough Syrup）

改译：蛇胆川贝枇杷膏 SHEDAN CHUANBEI PIPA GAO（Traditional Chinese Herbal Cough Syrup）

分析：根据 2006 年《中成药非处方药说明书规范细则》，药品名称必须标明与药典一致的通用名称和汉语拼音。李照国教授（2011：113-115）也认为，中药名称的翻译必须采取汉语拼音的形式，拉丁语和英文只能作为辅助说明之用。由于对于以英文为母语的西方读者而言，拼音词本身传达的意义有限（魏乃杰，1996：26-30），非常有必要在汉语拼音的后面加上剂型的英语名称，或加以必要的阐释。《京都念慈菴蜜炼川贝枇杷膏说明书》药品名称采取了汉语拼音加注释的形式，方便海外受众了解该药品的属性、剂型及适应证，"蛇胆川贝枇杷膏"药名名称改译采取了同样的方法。

[例 7] 余仁生猴枣化痰散 Children's Cough Powder

对比药名：同仁牛黄清心丸 Tongren Niuhuang Qingxin Wan（Cow-bezoar Sedative Bolus）

改译：余仁生猴枣化痰散 Yurensheng Houzao Huatan San（Rhesus monkey-bezoar Powder for Children's Cough）

分析：《余仁生猴枣化痰散说明书》将药名译为"Children's Cough Powder"，虽然药品功能与适应证一目了然，但完全失去了中医内涵，不利于向海外传播中医文化。同仁堂的王牌产品"同仁牛黄清心丸"的药名名称英译包括汉语拼音和阐释两部分，表明了药品的成分、功效和剂型。以此作为参考改译"余仁生猴枣化痰散"，将其品牌名"余仁生"嵌入汉语拼音中，并在注释中交代药品主要成分、适用对象和适应证。

2. 中医药术语

功效语中的中医药术语存在误译、省译、欠额翻译等现象。为实现促进药品海外销售和推动中医药文化对外传播的双重目的,译者可以采取异化译法,保留、推广中医药术语约定俗成的译法,对于难以理解的中医药核心概念与表达,要用海外消费者能够理解的语言进行必要的解释与阐述。四字格是中医用语的一种非常重要的语言形式,在中医语言中发挥着重要作用,是功效语术语翻译的重点和难点。尽管从表面上看,大部分中医四字术语由并列的两个二字词组构成,但它们彼此的语义关系并不像表面结构那么简单,各词素之间存在着一定的逻辑关系,这种关系完全由术语内涵决定。因此,确定术语格素之间的深层语义关系对中医术语翻译尤为重要(郑玲,2013:70-74)。

[例8] ① 解表化湿,理气和中。② 用于外感风寒,内伤湿滞,头痛昏重,脘腹胀痛,呕吐泄泻,胃肠型感冒。(《藿香正气胶囊说明书》)

原译:② Cold induced fever; headaches and dizziness. Gastric pain and vomiting.

对比句:① 解表化湿,理气和中。② 适应证包括外感风寒,内伤湿滞,头痛,呕逆,胸满腹胀,伤暑,偶发性腹泻。(《藿香正气散颗粒说明书》)

① Induce sweating to get rid of dampness, strengthen vital energy to regulate the stomach. ② For temporary relief of headache, common cold, indigestion, vomiting, abdominal distention, sunstroke and non-persistent diarrhea.

分析:《藿香正气胶囊说明书》的译文省译了原文中重要的概念与表达,中医文化内涵与医理几乎毫无体现。就其译文本身,逻辑关系不明,标点符号混乱,可读性较差。对比句介绍的是同样的药品功效,但译文质量高出很多。功效语中的中医文化负载词汇尽可能地进行意义阐释,保留了中医文化内涵与医理特征,表达简洁,重点突出,可作为原文的参考译文。

[例9] (1)清热化痰,宣肺止咳。(2)用于外感风热所致的咳嗽,症见发热、恶寒、胸膈满闷、咳嗽咽痛;急性支气管炎、慢性支气管炎急性发作

见上述证候者。(《急支糖浆说明书》)

译文：① Acute Bronchitis Syrup can <u>clear heat and transform phlegm</u>, <u>diffuse the lung and suppress cough</u>. ② It is indicated for the relief of symptoms associated with cough due to external contraction of <u>wind and fever</u>, such as <u>aversion to cold with fever</u>, <u>fullness and oppression in the chest and diaphragm</u>, cough and <u>sore pharynx</u>, and for acute bronchitis and acute attack of chronic bronchitis with the same symptoms.

对比句 1：① <u>扶助正气</u>、祛病强身、温阳散寒、<u>益气健脾</u>。② 适用于体力衰弱、<u>脾胃虚寒</u>、咳嗽痰多、病后失调、机能退化及心脾两虚,气血不足所致的神疲体倦、食欲减退等症。(《养阴丸说明书》)

对比句 1 译文：① Consolidate constitution and enhance health, <u>warm yang</u>, dissipate cold, <u>reinforce qi</u> and strengthen the spleen. ② Suitable for weakness in physical strength, tiredness, <u>weakness and coldness in the spleen and stomach</u>, cough with profuse sputum, imbalance of body after illness, deterioration of organs' function and for symptoms like tiredness, loss of appetite due to deficiency of the heart, the spleen, qi and blood.

改译 1：① Acute Bronchitis Syrup can <u>clear heat to resolve phlegm</u>, <u>ventilate the lung qi to relieve cough</u>. ② It is indicated for the relief of symptoms associated with cough due to external contraction of <u>wind and heat</u>, such as <u>fever and chill</u>, <u>distension over chest</u>, cough and <u>sore throat</u>, and for acute bronchitis and acute attack of chronic bronchitis with the same symptoms.

分析:《急支糖浆说明书》功效语原译存在中医术语的翻译不准确的问题,如"外感风热"的"热"不能理解为"fever",应该是"heat"。此外还有欠额翻译的问题,由于缺乏对术语的充分解释,译文没有达到理想的沟通效果,海外受众很难理解术语的内涵。如"宣肺"译为"diffuse the lung",如不加以解释,没有中医药知识背景的海外消费者很难明白这个术语的意思。对比句中出现了很多中医术语,译者一方面保留了约定俗成的术语表达,如"温阳"直接译为"warm yang","益气"译为"reinforce qi"。"yang"与"qi"在西方接受度较高,保留音译有益于传播中医药文化。同时,译者对不太重要或不太常见的中医术语,采用西方消费者熟悉的西医词汇或简洁易懂的语言进行解释,从而增强了译文的可读性。如"扶助正气"和"祛病强身"意思相近,合并译为"consolidate constitution and enhance health","脾胃虚寒"译为"weakness and coldness in the spleen and stomach",译文虽然不能原汁原味地传递中医药内涵,但在保留中医术语核心意思的前提下,用西方受众易于理解的语言能够更好地实现交际意图。

遵循这样的翻译原则,对《急支糖浆说明书》功效语英译再作修改:① 为更好体现动词之间的逻辑关系,将"清热化痰""宣肺止咳"两个四字词语中动词的关系由并列改为目的;② 采纳已有约定俗成、易于海外消费者理解的术语英语表达,如"咽痛"译为"sore throat","化痰"译为"resolve phlegm","宣肺止咳"译为"ventilate the lung qi to relieve cough"。对于英语中可以找到对应词的词语,如"恶风"的内涵与"chill"意思相近,可直接借用;③ 简化较为冗长的译文,如"胸膈满闷"原译文为"fullness and oppression in the chest and diaphragm",其中"满""闷"意思接近,可简化为"distension";"胸""膈"意思接近,可简译为"chest"。本次改译后的《急支糖浆说明书》功效语译文仍有不足之处,表现在术语较多,重点不突出,可能会影响海外受众对说明书中的核心信息和中医药内涵的理解与吸收,因此可以进一步修改,通过适当省译与编译,用简洁易懂的语言传递最大的信息量。

对比句 2:① 辛凉解表,清热解毒。② 适用于温病初起,风热感冒,发热,恶寒,鼻咽干热,咳嗽咽痛。(《银翘散颗粒说明书》)

对比句 2 译文:① Induce sweating, clear away heat and eliminate toxic substances. ② For temporary relief of common cold with fever, cough and sore throat.

改译 2:① Acute Bronchitis Syrup can clear heat to resolve phlegm, ventilate the lung qi to relieve cough. ② It is indicated for the relief of symptoms associated with cough, such as fever, chill, chest distension and sore throat, and for acute bronchitis and acute attack of chronic bronchitis with the same symptoms.

分析：对比句②较为完整地译出了药品的功能，保留了中医药文化与医理内涵，省译了西方受众难以理解而对全文意思影响不大的"温病"概念，并用简洁的介词短语突出主要适应证，译文流畅，重点突出，易于西方消费者理解。参考对比句，对《急支糖浆说明书》的功效语再次改译，省译了理论较为深奥、西方受众难以理解的"外感风热"，同时对适应证部分进行语法结构转换和语言浓缩，突出内容重点。

四、翻译实践与思考

❶ 将以下句子译成英文①。

（1）本品为最新滋补药。根据中医临床验方，采用丹参、朱砂、五味子等多味道地药材，以科学方法制成。

（2）"华佗再造丸"对脑血管意外所引起的出血性中风及脑血栓所引起的缺血性中风具有双向性的治疗作用，既可止出血，又可通血脉。

（3）信宁咳可有效治疗由于感冒或上呼吸道感染而引起的咳嗽、急性和慢性支气管炎、哮喘性咳嗽、婴儿咳嗽等。

（4）成人：初服1～2克（2～4片），以后每隔4小时服1～1.5克（2～3片）。

儿童：可根据年龄将成人剂量减少至1/2或1/4，或遵医嘱。

（5）较少病人有胃肠道不适、头痛、血压降低或皮肤过敏反应等现象发生，不需特别处理，会逐渐消失。

❷ 对比分析汉英对照《云南白药胶囊说明书》，原译文存在误译、不简洁、标点符号误用以及排版不醒目等问题。在基于小组讨论的基础上对原译进行改译。

云南白药胶囊说明书

请仔细阅读说明书并在医师指导下使用

本品含草乌(制)；孕妇忌用：过敏体质及有用药过敏史的患者应慎用；

外用前务必清洁创面

[药名称] 通用名称：云南白药

---

① 翻译练习选编自《医学英语写作与翻译》（李传英、潘承礼，2017：183—221）。

汉语拼音：Yunnan Baiyao Jiaonang

［成　　分］ 国家保密方,本品含草乌(制),其余成分略。

［性　　状］ 本品为硬胶囊,内容物为灰黄色至浅棕黄色的粉末;具特异香气,味略感清凉,并有麻舌感,保险子为红色的球形或类球形水丸,剖面呈棕色或棕褐色;气微,味微苦。

［功能主治］ 化瘀止血,活血止痛,解毒消肿,用于跌打损伤,瘀血肿痛,吐血、咳血、便血、痔血、崩漏下血,手术出血,疮疡肿毒及软组织挫伤,闭合性骨折,支气管扩张及肺结核咳血,溃疡病出血,以及皮肤感染性疾病。

［规　　格］ 每粒装 0.25 g

［用法用量］ 刀、枪、跌打诸伤,无论轻重,出血者用温开水送服;瘀血肿痛与未流血者用酒送服;妇科各症,用酒送服,但月经过多、红崩,用温水送服。毒疮初起,服 0.25 g,另取药粉,用酒调匀,敷患处,如已化脓,只需内服。其他内出血各症均可内服。

口服,一次 0.25 g～0.5 g,一日 4 次(二至五岁按 1/4 剂量服用;六至十二岁按 1/2 剂量服用)。凡遇较重的跌打损伤可先服保险子一粒,轻伤及其他症状不必服。

［不良反应］ 上市后不良反应监测数据及文献报道显示,极少数患者用药后出现以下不良反应：

1. 消化系统：恶心、呕吐、腹痛、腹泻、胃不适。

2. 呼吸系统：呼吸困难、呼吸急促、咽喉不适。

3. 皮肤及附件：眼睑水肿、皮肤发红、全身奇痒、躯干及四肢等部位出现荨麻疹。

4. 此外有高热、寒战、头晕、头痛、心悸、心慌、胸闷以及伪膜性结肠炎、急性胃炎、月经紊乱、过敏性休克等不良反应个案报告。

［禁　　忌］ 1. 孕妇忌用。2. 对本品过敏者忌用。3. 皮肤及黏膜破溃、化脓者禁外用。

［注意事项］

1. 用药期间及停药后一日内,忌食蚕豆、鱼类及酸冷食物。

2. 外用前务必清洁皮肤,且仅用于毒疮初起时。

3. 过敏体质及有用药过敏史的患者慎用。

4. 严格按药品说明书用法用量使用,不宜长时间、大面积使用。临床上确需大剂量给药,一定要在药师的安全监控下应用。

5. 如果出现不良反应或疑似不良反应,应立即停用(若外用应彻底清洁用药部位)并视症状轻重给予适当治疗。

6. 运动员慎用。

7. 保险子放置在泡罩的中间处(图略)。

8. 本品含草乌(制),请仔细阅读说明书并在医师指导下购买和使用。

9. 如正在使用其他药品,使用本品前咨询医师或药师。

10. 请将本品放在儿童不能接触的地方。

[药理毒性]

1. 止血:明显促进大鼠及家兔的血小板凝聚、增强血小板的活化率及血小板表明糖蛋白的表达,能缩短大鼠及家兔的血液凝血时间、伤口出血时间及凝血酶时间,对家兔动脉血管有明显的收缩作用。

2. 活血化瘀:抑制大鼠静脉血栓形成,缓解高分子右旋糖苷造成大鼠微循环障碍,降低大鼠全血黏度,改善血液的血流状态,加快小鼠耳郭微循环速度,有一定的对抗大鼠毛细血管急性血栓形成的作用,不会出现血管内异常凝血。

3. 抗炎:对佐剂、角叉莱胶、异性蛋白、化学致炎剂及棉球肉芽肿等致炎因子造成的动物炎症模型均有明显的对抗作用。

4. 愈伤:可明显促进小鼠碱性成纤维细胞因子(bFGF)和血管内皮生长因子(VEGF)的生成,以及可显著促进大鼠手术区 bFGF 的表达和肉芽组织的增生。bFGF 与 VEGF 可促进成纤维细胞与血管内皮细胞的生成,因此可以加速血管的生长及结缔组织增生,达到促进伤口愈合的作用。

[贮　　藏] 密封,置干燥处。

[包　　装] 铝塑铝热带包装,每板装胶囊16粒、保险子1粒。

[有 效 期] 60个月。

[执行标准]《中国药典》2015年版一部

［**批准文号**］　国药准字 Z53020799

［**生产公司**］　公司名称：云南白药集团股份有限公司

生产地址：云南省昆明市呈贡新区云南白药集团股份有限公司

邮政编码：650500

电话号码：40010000538

传真号码：0871－66226685

注册地址：云南省昆明市呈贡新区云南白药街 3686 号

网　　　址：www.yunnanbaiyao.com.cn

Yunnan Baiyao Capsules Instruction Manual

Please read the instruction carefully and use it under the guidance of physician.

It contains Aconiti Kusnezoffii Radix Cocta；it is contraindicated in pregnant women and individuals with an allergic reaction to Yunnan Baiyao；be sure to clean the wound surface before external use.

［**Pharmaceutical Name**］　Yunnan Baiyao Capsules

［**Ingredients**］　National Secret Formula. It contains Aconiti Kusnezoffii Radix Cocta，other ingredients are omitted.

［**Description**］　This product is hard capsule and the content is powder from grayish yellow to light brownish yellow；it has a special aroma，slightly cool taste and numbness in the tongue. The insurance pills are red spherical or spheroid-like waterpill with a brown or tan profile，a slight odor and bitter taste.

［**Function and Indication**］　Eliminating blood stasis and hemostatic，promoting blood flow and analgesic，detoxifying and subsiding swelling. It is used for treatment of traumatic injury，stagnated blood swelling and pain，spitting blood，hemoptysis，hemotochezia，hemorrhoidal bleeding，metrorrhagia and metrostasia，suppurative and pyogenic infections and soft tissue bruise，closed fracture，bronchiectasis and hemoptysis of pulmonary tuberculosis, ulcerative bleeding and infective disease on skin.

[**Administration and Dosage**]   As to wounds by knife, bullet or traumatic injury, no matter how severe they have been, the capsules are administrated with warm boiled water by the bleeding wounded; The wounded suffer from stagnant blood, swelling and pain and no bleeding wounded take the capsules with wine; For patients suffer from diseases of gynecopathy take capsules with wine, but for those suffer from menorrhagia, metrorrhagia take capsules with warm boiled water. For initial stage of venenous sore patient, administer a dosage of 0.25g and take another portion of medicine powder to mix homogeneously with wine which is used to apply on infectious part; for suppurative sore, oral administration is needed only. For slight injury and other internal hemorrhage symptom, capsules can be administered orally.

Oral administration: 1-2 capsules each time, 4 times daily (for children: 2 to 5 years old take 1/4 of dosage; 6 to 12 years old take 1/2 of dosage). For sever traumatic injury, a pill of insurance pill can be administered at first, as to slight injury no Insurance pill will be needed.

[**Adverse Reaction**]   Monitoring data and literature reports of adverse reactions after marketing showed that very few patients had the following adverse reactions after medication:

1. Gastro-intestinal system disorders: nausea, vomiting, abdominalgia, diarrhea, stomach discomfort.

2. Respiratory system disorders: dyspnea, tachypnea, throat discomfort.

3. Skin and appendages disorders: eyelid edema, skin redness, general intense itching, urticaria in the trunk and limbs and others.

4. In addition, high fever, chills, dizziness, headache, palpitations, chest tightness, pseudomembranous colitis, acute gastritis, menstrual disorders, anaphylactic shock and other adverse

reactions were reported in a few cases.

[**Contraindication**]　1. It is contraindicated in pregnant women.

2. It is contraindicated in individuals with an allergic reaction to Yunnan Baiyao.

3. It is contraindicated in defective or purulent skin and mucous membrane.

[**Precautions**]

1. Avoid fava beans, fish and cold sour food during medication and within one day after drug withdrawal.

2. Be sure to clean the skin before external use and only when malignant ulcer begins.

3. Be careful with allergic constitution and a history of drug allergy.

4. Use strictly according to the usage and dosage of the drug instructions, not suitable for long time and large area. It must be applied under the monitoring of doctors if necessary to use large doses of this medicine in clinic.

5. To discontinue immediately if adverse reactions or suspected adverse reactions occur (thoroughly cleaning the site of medication if external use) and appropriate treatment should be given according to the severity of symptoms.

6. Athletes should use carefully.

7. Note: the insurance pill is placed in a transparent capsule marked with the words "the Insurance pill"; there are 2 transparent capsules in this package, each transparent capsule contains 1 insurance pill, a total of 2 insurance pills; when taking the capsule, please separate the cap from the body of the transparent capsule, take out the insurance pill and take it. The transparent capsule belongs to medicinal capsule, it's edible, which can be absorbed safely and metablized in the body after swallowed.

8. It contains Aconiti Kusnezoffii Radix Cocta, please carefully

read instruction manual and purchase and use it under the guidance of the physician.

9. To consult doctors before using it if other drugs are being used.

10. Keep out of reach of children.

[**Pharmacological & Toxicological Effects**]

1. Hemostatic effects: Promoting the aggregation of platelet in rat and rabbit significantly, enhancing the activity percentage and expression of surface glycoprotein of platelets, shortening the coagulation time of wounds and prothrombin time in rats and rabbits, demonstrating significantly constriction of artery vessel strip of rabbit.

2. Effects of promoting blood flow to eliminate blood stasis: Inhibiting thromogensis in vein of rats, remitting disturbance of microcirculation induced by high molecular dextrose in rats and improving the situation of blood flow, accelerating blood flow in auricle microcirculation of rats.

3. Anti-inflammatory action: Demonstrating significant antigonizing effects to the inflammatory models in animals induced by inflammation genesis factors, such as adjuvant, agar, foreign protein, inflammatory genesis chemicals and granuloma formation around cotton pellet.

4. Healing wounds effects: Promiting the production of (bFGF) (blast fibrocyte growth factor) and vessel endothelium growth factor (VEGF) in rats significantly, promoting the expression of (bFGF) in the field of operation in rats and granulation tissue proliferation. bFGF and VEGF may promote the production of vascular endothelial cell and blast figrocyte thus acccelerating the growth of blood vessels and connective tissue proliferation to achieve the effect of healing wounds.

[**Specification**] Each capsule content 0.25g.

［**Storage**］　Keep airtight in a dry place.

［**Package**］　Sealed in Aluminium-plastic-Aluminium bolt，16 capsules per plate，1 Insurance pill.

［**Validity**］　5 years.

［**Execution Standard**］　The first edition of Chinese pharmacopoeia in 2015.

［**Approval Document Number**］　GYZ No. Z53020799.

［**Producer**］

Name：Yunnan Baiyao Group

Address：Yunnan Baiyao Croup Co.，Ltd.，Chenggong New District，Kunming，Yunnan Province，China

Postal code：650500

Phone number：4001000538

Fax number：0871－66226685

Registered address：Number 3686 in Baiyao Street，Chenggong District，Kunming City，Yunnan Province

Website：www.yunnanbaiyao.com.cn

❸ 基于本次翻译实践，结合英文药品说明书规范，讨论翻译过程中在语篇、段落、句子及词语层面所做的翻译调整、采取的翻译策略及原因。

第四节　中医药企事业单位网页简介英译

由于汉英简介在体裁结构、主要内容和文体正式度方面差异较为明显（详见第六章第一节），为实现译文的信息传递和感染功能，从语篇宏观层面对原文进行调整显得尤为重要，对于质量差和不符合目的语文化与行文习惯的原文，在译前很有必要进行修改（刘季春，2016：228-231）。

本节的分析语料分为两组，第一组为汉语简介，选自中国中医科学院广安门医院、中国北京同仁堂（集团）有限责任公司、天津天士力医疗健康投资有限公司、江苏省中医院、山东中医药大学、三亚市中医院等首批十七家国家中医药服务出口基地的网页，以及中国医药保健品股份有限公司、广州医药集团有限公司等国内知名中医药上市公司的网页，该组语料代表国内中医药企事业单位网上英文简介的平均水平。第二组为英语简介，选自哈佛医学院（Harvard Medical School）、美国加州大学洛杉矶分校医疗中心（UCLA Health Care）、罗氏公司（Roche）、百时美施贵宝公司（Bristol-Myers Squibb）等国外知名医学院、医院和生物制药公司的网页，代表该文体的英文规范和标准。本节只对简介文字部分进行语料分析，而忽略图表等其他部分。

一、篇章对比分析与翻译

1. 纲要式结构

汉英网上简介平行文本在语篇内容和结构上普遍存在差异。下面分别以汉英医药公司、医学院校和医院简介为例进行对比分析，并对《西安中医脑病医院简介》原译提出翻译调整建议，并进行改译。

[例1] 《中国医药保健品股份有限公司简介》①和《罗氏公司简介》（*Get to Know Roche in Brief*）②纲要式结构对比分析

分析：《中国医药保健品股份有限公司简介》没有小标题，全文较为平淡，信息重点不够突出。首段介绍了行业定位、核心理念和发展目标，中间部分重点介绍了公司经营产品与服务范围，以及研发与创新信息，最后交代公司发展前景。相比较而言，《罗氏公司简介》的语篇结构更清晰，信息重点更突出。简介的副标题"A pioneer in healthcare"凸显集团定位和亮点，七个小标题"The frontrunner in personalized healthcare""The world's largest biotech company""The global leader in cancer treatment""The leading provider in vitro diagnostics""A committed investor in innovation""An extraordinary workplace"和"A sustainable company"突出体现了"公司能够为消费者提供什么样不同一般的产

---

① 《中国医药保健品股份有限公司简介》详见附录5。
② 《罗氏公司简介》详见附录6。

品及服务"(陈小慰,2017：175),直观、鲜明地树立了一个在个性化医疗服务、癌症治疗、体外诊断等领域处于领先地位,致力于不断创新、可持续性发展,值得消费者信任的医疗行业先驱者形象。

　　[例2]　《山东中医药大学简介》①与《哈佛医学院简介》(*About Harvard Medical School*)②纲要式结构对比分析

　　分析:《山东中医药大学简介》首段宏观介绍了学校的性质、定位与荣誉,中间部分采取平铺直叙的方法,详尽介绍了学校的历史溯源、地理位置及占地面积、学科门类与专业、学位点、学生情况、师资水平、科研水平、重点实验室与基地建设情况、获奖情况、国际交流与合作、学校发展目标,最后以标语口号式的套语结束。可以说,该简介突出体现了注重整体性的中文修辞传统,全文面面俱到,信息高度密集,力图全方位展示高校的整体形象。《哈佛医学院简介》正文部分高度概括了哈佛医学院的卓越贡献,然后重点介绍了学校在教育、科研、医疗服务等方面的使命,并在正文后提供了9个链接,分别是"The History of HMS"(哈佛医学院历史)、"Campus and culture"(校园与文化)、"Facts and numbers"(事实与数字)、"HMS Affiliates"(哈佛医学院成员)、"LCME Accreditation"(LCME专业认证)、"Social Media Hub"(社会媒体中心)、"Leadership"(领导力)、"Contact HMS"(联系哈佛医学院)和"Transforming the future of human health"(改变人类健康未来),每个链接又引出新的链接,感兴趣的读者可以点击以获取所需信息。例如读者点开"Facts and numbers"小标题链接,可以看到有关学科门类、专业及学位、学生情况、师资水平、科研情况等事实与数字,这些信息以数据条目的形式列出,一目了然。

　　[例3]　《西安中医脑病医院简介》③和《加州大学洛杉矶分校医疗中心简介》(*About Us: Best Healthcare，Latest Medical Technology*)④纲要式

---

① 《山东中医药大学简介》详见附录7。
② 《哈佛医学院简介》详见附录8。
③ 《西安中医脑病医院简介》原文和原译见附录9。
④ 《加州大学洛杉矶分校医疗中心简介》详见附录10。

结构对比分析和改译①

分析：汉语《西安中医脑病医院简介》篇幅较短，第一段概述医院定位及治疗的主要脑病类型，第二段列举科研实力，第三段突出该院是残疾人康复人才培养基地，第四段详述发展战略、院训和发展格局，最后罗列医院的30多个资质、工作室和示范基地。《西安中医脑病医院简介》英文版在中文简介的基础上对语篇内容和结构进行了调整。第一段全面介绍医院在脑病和残疾人康复方面的医疗服务特色，第二段介绍其使命和校训，第三段介绍医院海外合作和交流活动情况，译文最后部分选择性地列出国家级别的医院资质、工作室和示范基地。可以说，《西安中医脑病医院简介》英译考虑到海外受众信息需求，在语篇内容和结构上进行了合理的调整。

《加州大学洛杉矶分校医疗中心简介》结构清晰，在引言段介绍了中心的医疗服务在全球的卓越地位和中心的使命，正文介绍了该医疗体系的构成，并分别从研究成就（Research achievement）、UCLA 医疗中心事实（Facts about UCLA Health）、提供服务（Service available）、社会服务（Community service）四个方面进行详述。在"Service available"部分，通过描述各种服务，令读者的亲切感和参与感油然而生，体现了英文简介注重"我能为您提供什么"的理念。

为了更加符合目标受众信息的需求和阅读习惯，借鉴对比文本对《西安中医脑病医院简介》进行改译。调整后的译文首先介绍医院定位、理念和使命，正文分为三个部分，并配以标题，第一部分"Services available"介绍医院在脑病治疗和残疾人康复方面的特色，第二部分"International exchange & cooperation"分项列出医院的国外交流和合作活动，第三部分"Fast facts"分别列出医院的科研特色、成就和重要荣誉。为了提升译文的亲切度和外观醒目度，译文适当运用第一人称和第二人称，并重新排版。需要说明的是，翻译调整主要针对原译的语篇结构，译文可能仍存在语言、拼写、表达等方面的问题。

综上，鉴于汉英网上简介的语篇内容和结构差异，按照中文简介进行全文逐字翻译显然不合适。为了实现译文的预期交际效果，译者应围绕西方受众的信息需求，重视实质信息和事实表述，突出受众想了解的信息。对于西方受众可能

---

① 《西安中医脑病医院简介》改译见附录9。

觉得乏味无用的内容、空洞的评论信息,或程式化用语,需要进行简化或省略。在结构调整方面,应按照西方受众的阅读习惯,先主后次,正文重点介绍学校定位、性质、使命、价值观等重点内容,细节以小标题或链接形式列在后面,相关的事实和数据宜集中在专栏中列出。

2. 体现样式

中文简介的作者和读者的心理距离较远,往往用词较为正式,公文体特点明显,而英文简介的作者和读者的心理距离较近,通常采用非正式的日常语复现语域,用词亲切。下面分别以《中国医药保健品股份有限公司简介》和《山东中医药大学简介》部分段落为例,对比分析汉英文本在叙述视角、语篇正式度等方面的差异,并进行翻译调整。

[例 4]①　① 中国医药保健品股份有限公司是在上海证券交易所挂牌的国有控股上市公司(股票简称:中国医药;证券代码:600056),其控股股东为中央骨干公司中国通用技术(集团)控股有限公司。② 公司秉承"关爱生命、追求卓越"的核心理念,致力于医药产业发展和人类健康事业,努力打造中国医药领域的旗舰公司。

原译②:① China Meheco Co., Ltd, is a state-holding company listed at Shanghai Stock Exchange (Ticker Symbol: China Meheco; Stock Code: 600056) and its controlling shareholder is China General Technology (Group) Holding Co., Ltd, an important backbone state-owned enterprise directly administered by the central government. ② Upholding the tenet of "Cherishing Life and Seeking Excellence", China Meheco is dedicated to the promotion of human health and the development of pharmaceutical industry, endeavoring to become a flagship pharmaceutical enterprise in China.

对比句③:① We have been committed to improving lives since the

---

① 来源:http://www.meheco.cn/x-cn/p-corporate_intro.html,搜索日期:2013 - 03 - 12,转引自陈小慰,2017:170。

② 来源:http://www.meheco.com/x-en/p-company,搜索日期:2013 - 03 - 12,转引自陈小慰,2017:185。

③ 来源:https://www.roche.com/about.htm,搜索日期:2020 - 07 - 30。

company was founded in 1896 in Basel Switzerland. ② Today，Roche creates innovative medicines and diagnostic tests that help millions of patients globally.

改译：② Caring for life and aiming to make the best even better，we are a pharmaceutical specialist in China dedicated to the promotion of human health and the development of pharmaceutical industry. ① As a state-holding company listed at Shanghai Stock Exchange（Ticker Symbol：China Meheco；Stock Code：600056），China Meheco Co.，Ltd is strongly supported by its controlling shareholder，China General Technology（Group）Holding Co.，Ltd，a leading state-owned enterprise directly administered by the central government.（陈小慰，2017：170）

分析：该段为《中国医药保健品股份有限公司简介》首段，原译第①句以公司国有背景开头，强调其国有特点，第②句陈述公司的理念和使命。该段采用第三人称，诉诸国家和政府权威，使译文看上去像官方文件，与受众的直接关联不足，不容易引发海外受众的兴趣。对比句选自《罗氏公司简介》，采取消费者视角，语气显得亲切随和，以为顾客具体提供怎样的全面服务打动受众，其中第①句用"we"作主语，交代公司使命及成立时间和地点，第②句概述公司的成就和贡献。陈小慰教授（2017：184-185）采用第一人称对《中国医药保健品股份有限公司简介》进行了改译，体现了英文简介以用户和消费者为中心的理念。译文按照英文公司简介的规范，首先交代公司的理念和使命，第②句再介绍其国有特点。

［例5］①　① 学校紧紧围绕立德树人根本任务，坚持社会主义办学方向，全面贯彻党的教育方针，② 秉承"厚德怀仁、博学笃行"的校训，③ 坚持"以文化人、厚重基础、注重传承、勇于创新"的办学特色，④ 顽强拼搏、砥砺奋进，⑤ 经过几代人辛勤耕耘和不懈奋斗，培养出十余万中医药人才和健康服务相关专业人才。

---

① 来源：https：//www.sdutcm.edu.cn/xxgk/xxjj.htm，搜索日期：2020-02-01。

原译①：② SDUTCM adheres to the motto of "Cultivating virtues and harboring benevolence, learning extensively and practicing persistently", (增译)exploits fully the advantages of traditional Chinese medicine, strengthens its connotation construction, ③ and as a result forms its own educational features, namely "nurturing student' minds by culture, consolidating their foundation, emphasizing knowledge inheritance, and encouraging innovation". ⑤ It has trained tens of thousands graduates with professional skills for the nation and society.

对比句②：① As global citizens, we work sustainably, responsibly and seek to give back. ② Through the Bristol-Myers Squibb Foundation, we promote health equity and strive to improve health outcomes of populations disproportionately affected by serious diseases and conditions, giving new hope to some of the world's most vulnerable people.

改译：(增译)As a TCM-specialized university, ② we adhere to the motto of cultivating students with virtues, benevolence, knowledge and practice. ③ Our education, as a result, forms the feature of nurturing minds with Chinese culture, encouraging innovation while emphasizing TCM knowledge inheritance. ④⑤ After years of persistent effort, we have produced more than 100,000 TCM talents and health service-related professionals.

分析：该段原文介绍了山东中医药大学的教学理念、校训和办学特色,通过运用四字词语增强修辞效果。原译选择性地译出了原文中的实质性信息,省译了西方读者难以了解的第①句,并增译了"exploits fully the advantages of traditional Chinese medicine, strengthens its connotation construction",以体现学校的中医药特色。译文用词正式,引号部分的校训和办学特色译文略显冗长。

---

① 来源：https：//www.sdutcm.edu.cn/xxgk/English/Homepage.htm,搜索日期：2020-02-01。
② 来源：https：//www.bms.com/about-us.html,搜索日期：2020-07-30。

英文平行文本选自"施贵宝"公司网上简介,首句简明扼要介绍公司的理念与发展目标,第②句用长句展开阐述。"seek to""give new hope to""sustainably""responsibly"等词简明易懂、生动形象,增强了译文的感染力和吸引力。借鉴英语平行文本简洁易懂的语言特色,对原译的长句进行简化处理,将引号中的四字词语改用通俗的语言表达,最后一句强调培养的是"TCM talents and health service related-professionals",呼应上文提出的学校教学理念。

二、段落对比分析与翻译

1. 段落内容和结构调整

完成译文的整体内容和结构调整后,还需按照英文简介规范对每段内容和结构做出相应调整,现以《江苏省中医院简介》首段为例予以说明。

[例6]① ① 江苏省中医院(南京中医药大学附属医院)创建于1954年10月,为全国首批成立的省级中医医院之一,② 首任院长叶橘泉为中科院学部委员。③ 建院60多年来,经过几代人的励精图治,辛苦耕耘,坚持以中医为本,突出中医药特色优势,国医大师、名医群体荟萃。

原译②: ① Yuxiu Zhongshan, Longpan Tiger, Jinling Ancient Capital, and Jiangsu Provincial Hospital of Traditional Chinese Medicine (Affiliated Hospital of Nanjing University of Traditional Chinese Medicine) near Xinjiekou have now passed the glorious year of Jiazi. In October 1954, with the care of the Party and the government, the cradle of New Chinese Medicine was born, which brought together the famous doctors of the Yangtze and Huaihe River, the descendants of imperial doctors and the descendants of Menghe and Wumen medical schools. ② Ye Juquan, a well-known Chinese medicine physician and member of the Academy of Chinese Sciences, was the first president. (增译)Tan Zhenlin, then President of Jiangsu Provincial People's Government,

① 来源:http://www.jshtcm.com/list.php?fid=66,搜索日期:2020-02-01。
② 来源:http://www.jshtcm.com/en/us/#/about,搜索日期:2020-02-01。

issued a letter of appointment for the president. (增译) Mr. Guo Moruo wrote the name of Jiangsu Traditional Chinese Medicine Hospital in his own hand.

对比句①：① UCLA Health is among the most comprehensive and advanced health care systems in the world. ② Together，UCLA Health and the David Geffen School of Medicine at UCLA strive every day to be a model that redefines the standard of excellence in health care. ③ It is our integrated mission to provide state-of-the-art patient care，to train top medical professionals and to support pioneering research and discovery.

改译：① Established in October 1954，Jiangsu Hospital of Traditional Chinese Medicine is one of the first provincial hospitals of TCM in China. ② Ye Juquan，a well-known Chinese medicine physician and member of the Academy of Chinese Sciences，was the first president. ③ Over the past 60 years, the hospital has attracted renowned TCM masters and doctors from all over the country，and improved human health by adhering to TCM as the basis，and by highlighting TCM features.

分析：与《江苏省中医院简介》的汉语简介相比，英译首句增加了许多细节，如医院的历史渊源、地理位置，成立时汇集江淮名医、御医后代和孟河、吴门医派传人，以及文化负载词"jiazi"。第②句和中文简介一致，介绍首任院长叶橘泉，随后增译了时任省人民政府主席的谭震林颁发院长任命书，以及郭沫若给医院题字等细节。译文添加的内容导致该段内容琐碎，重点信息不突出。对比文本《加州大学洛杉矶分校医疗中心简介》开篇聚焦中心的定位和使命，简短明确，可使受众一下抓到信息要点，其中第①句开门见山，指出该中心是世界上最全面、最先进的医疗体系之一，第②句说明中心的努力目标，第③句具体指明医院使命。改译后的《江苏省中医院简介》首段第①句简要介绍医院定位和成立时间，

---

① 来源：https://www.uclahealth.org/about-us，搜索日期：2020-07-30。

第②句介绍首任院长,第③句介绍医院特色和成就。江淮名医、御医后代和孟河、吴门医派传人等细节,以及谭震林、郭沫若等历史背景可移至正文后面的栏目专门介绍。

2. 连贯与衔接

汉英简介具有不同的连贯和衔接特点,如果进行直译,译文会显得结构臃肿、条理不清。这种情况下可对译文进行重组,简化臃肿的段落,明晰逻辑关系,这样易于读者提取主要信息,举例如下。

[例7]① ① 学校是世界卫生组织(WHO)传统医学合作中心、国际针灸培训中心,② 是教育部批准接收和培养外国留学生及台港澳地区学生的首批高等中医药院校之一,已经为五大洲培养留学生3万余名。③ 1993年学校与澳大利亚皇家墨尔本理工大学(RMIT)合作开办中医学专业,首开我国与西方正规大学合作开展中医学历教育的先河。④ 2010年6月20日,习近平主席出席了我校与RMIT合作建立的中医孔子学院揭牌仪式并发表重要讲话,对我校办学水平给予高度评价。⑤ 在教育部的支持下,2019年2月学校又与爱尔兰国立大学(高威)签约共建中医与再生医学孔子学院,该孔子学院的建立是贯彻落实习近平总书记"用开放包容的心态促进传统医学和现代医学更好融合"、推进中医药新时代海外发展的积极探索。⑥ 学校已经与90多个国家和地区的高等院校或学术团体及机构有着广泛交流和合作,先后在大洋洲、欧洲、美洲建立了8个海外中医药中心。

原译②: ① The university is WHO Collaborating Center for Traditional Medicine designated by the World Health Organization, and is International Acupuncture Training Center approved by the Ministry of Health, ② and is one of the first advanced Chinese Medicine institutions authorized by the Ministry of Education to enroll international students as well as students from China's Taiwan, Hong Kong and Macau. ③ In 1993, NJUCM pioneered the practice of

---

① 来源:http://www.njucm.edu.cn/2014/0722/c285a4242/page.htm,搜索日期:2021-06-01。
② 来源:http://english.njucm.edu.cn/295/303/,搜索日期:2021-06-01。

cooperating with RMIT University, Australia to facilitate the Bachelor program of Chinese Medicine. (增译) NJUCM makes every effort to promote the understanding of Chinese Medicine in foreign countries with special focus in developing Confucius Institute and overseas Chinese Medicine Center. ④ A leading Chinese Medicine Confucius Institute was established by NJUCM in collaboration with RMIT University, Australia on June 20, 2010. Mr. Xi Jinping attended the opening ceremony and delivered keynote speech. ⑥ NJUCM currently has extensive communication and contact with over 90 countries and regions worldwide, and has established partnership with higher education institutions, government agencies and academic groups in over 30 countries and regions. It has established 8 overseas Chinese Medicine Centers in succession respectively in Oceania, Europe and America. Its three TCM centers, Sino-Australia, Sino-Switzerland and Sino-France centers have become national-level overseas Chinese medicine center.

改译: ① As the WHO Collaborating Center for Traditional Medicine designated by the World Health Organization, and the International Acupuncture Training Center, NJUCM:

— ② became one of the first batch of Chinese medicine universities approved by the Ministry of Education to enroll international students and students from China's Taiwan, Hong Kong and Macao, and has trained more than 30,000 foreign students from five continents;

— ③ initiated the Bachelor program of Chinese Medicine together with Royal Melbourne Institute of Technology (RMIT) in 1993, pioneering TCM academic education programs in cooperation with Western regular universities;

— ④ held the opening ceremony of the Confucius School of Chinese medicine established by NJUCM in association with RMIT in June, 2010, during which President Xi Jinping delivered a keynote speech;

— ⑤ signed a contract with the National University of Ireland

（Galway）to build the Confucius Institute of TCM and regenerative medicine to integrate the traditional medicine with modern medicine；

— ⑥ established exchanges and cooperation with higher education institutions or academic groups in over 90 countries and regions，and set up 8 overseas TCM centers in Oceania，Europe and America up till now.

分析：该段谈论的是南京中医药大学为促进国际学术交流而做的五件大事，原译遗漏了原文第⑤句，但在译文第③、④句间增译一句，概述该中心在海外建立孔子学院和中医海外中心方面所作出的不懈努力。译文只有一段，平铺直叙，不易读者抓住每项事件的主要内容，改译根据英文简介表达习惯，在总起段增译"NJUCM has"统领下文，并用"became""initiated""held""signed""established"等动词开头分项、分行列出每个事件，信息突出，一目了然。

[例8]① ① 学校坚持师德为先、人才引领，拥有实力雄厚的师资队伍。② 现有教职医护员工3 500余人，③ 其中博士生导师176人，硕士生导师828人。④ 荣获国家"国医大师"荣誉称号者3人，"全国名中医"3人，"岐黄学者"2人，"973"项目首席科学家1人，全国优秀教师8人，中医药高等学校教学名师2人，山东省教学名师10人，山东省优秀教师7人，山东省"泰山学者"特聘专家10人，山东省"泰山学者"攀登计划专家1人，省部级有突出贡献的中青年专家27人，享受国务院特殊津贴专家52人，山东省名中医药专家94人，"山东名老中医"6人。有山东省优秀教学团队6个，山东省十大优秀创新团队1个，"全国高校黄大年式教师团队"1个。连续两届获国家教学成果二等奖，荣获省级以上教学成果奖58项。

原译②：①② SDUTCM has a strong teaching faculty，with over 3,900 staff members. ③④ Amongst them，there are 110 doctorate supervisors，422 master supervisors，2 "Great Master of National Medicine"，1 chief scientist of the State "973" Projects，8 "National

---

① 来源：https：//www. sdutcm. edu. cn/xxgk/xxjj. htm，搜索日期：2021 - 06 - 01。中文与英文原译存在数据不一致之处，摘自原网站，未作改动。

② 来源：https：//www. sdutcm. edu. cn/xxgk/English/Homepage. htm，搜索日期：2021 - 06 - 01。

Outstanding Teachers ", 10 " Outstanding Teacher of Shandong Province", 6 "Outstanding Teaching Team of Shandong Province", one "Shandong Top Ten Excellent Innovation Team", 8 Shandong Provincial " Taishan Fellowship " Professors, 20 " Young and Middle-aged Breakthrough-Contribution Experts" at provincial or ministerial level, 44 " State Council Special Allowance " recipients, 63 " Shandong Provincial Famous TCM Specialists".

改译：① We possess strong teaching staff, focusing on the morality construction of teachers and the leading role of professionals.

Facts & Numbers：②③④

— Total faculty：3,500

— Doctorate supervisors：176

— Master supervisors：828

— Great Master of National Medicine：3

— Chief scientist of the State 973 Projects：1

— National Outstanding Teachers：8

— State Council Special Allowance recipients：52

分析：中文简介经常在正文段落中平铺直叙各种荣誉成就，或使用大量的数据，导致篇幅冗长，信息重点不突出，读者也无法快速找到所需数字和事实。而英文简介常常用"Facts & Numbers"将数据和事实用专栏列出，使得文本更贴近海外受众的思维习惯，在阅读的第一时间就能够获取直观数据。改译根据英文简介规约，在正文中只保留概述性的第①句话，而将本段②、③、④句有关数字的内容均归拢到"Facts & Numbers"栏目，根据数字类型进行分类。此外，英文简介注重国际和国家权威机构颁发的奖项，因此改译只保留国家级有代表性的称号和奖项。

[例9]①　① 以同仁堂国药集团在香港建立生产基地为标志，② 实现

---

① 来源：https：//www. tongrentang. com/article/70. html. 搜索日期：2021 - 06 - 01。

了从"北京的同仁堂""中国的同仁堂"向"世界的同仁堂"跨越,③ 目前已经在五大洲的28个国家和地区设立经营服务终端,④ 加快了中医药国际化的步伐。

译文①:① With the establishment of its Hong Kong manufacturing base as a milestone,② Tong Ren Tang started from Beijing, expands in China and becomes international. ③ It now has business or services in 28 countries and regions in 5 continents,④ helping internalize TCM.

分析:该段原文有两层意思,首先表明同仁堂走向全国和世界的标志性事件,然后说明了其目前的发展状况。为取得朗朗上口的修辞效果,文中运用平行结构"北京的同仁堂""中国的同仁堂"和"世界的同仁堂",导致原文多次出现"同仁堂"。在汉语简介中,有些重复是衔接的需要,有些是表达习惯问题,有些仅仅起到修辞作用,在翻译时需根据上下文适当调整。该简介译者根据句间逻辑关系,合并第①、②句话,直接译为"started from Beijing, expands in China and becomes international",从而避免重复使用"同仁堂"一词,简洁但不失生动。

三、词语对比分析与翻译

汉英简介由于修辞习惯、意识形态和历史文化的不同,在词语使用方面有较大差异,在翻译过程中需基于差异对译文进行适当调整。

1. 修辞习惯

[例10]② ① 学校在省属高校中拥有国家级重点学科数量最多,② 首批获得硕士、博士学位授权,首批设立博士后科研流动站,③ 首批成为国家"973"项目首席承担单位。

原译③:① Among all the colleges and universities in Shandong province, it takes the lead in the number of the state key disciplines,

---

① 来源:https://www.tongrentang.com/article/70.html,搜索日期:2021 - 06 - 01。
② 来源:https://www.sdutcm.edu.cn/xxgk/xxjj.htm,搜索日期:2020 - 02 - 01。
③ 来源:https://www.sdutcm.edu.cn/xxgk/English/Homepage.htm,搜索日期:2020 - 02 - 01。

② in offering master's and doctoral programs and post-doctoral research programs，③ and also in undertaking the state "973 Projects" as a chief organization.

对比句①：① Harvard faculty are engaged with teaching and research to push the boundaries of human knowledge. ② For students who are excited to investigate the biggest issues of the 21st century，Harvard offers an <u>unparalleled</u> student experience and a <u>generous</u> financial aid program，<u>with over ＄160 million</u> awarded to more than 60% of our undergraduate students. ③ The University has twelve degree-granting Schools in addition to the Radcliffe Institute for Advanced Study，offering <u>a truly global education.</u>

改译：① Among all the colleges and universities in Shandong province，we <u>take the lead</u> in the number of the state key disciplines <u>with 3 state key disciplines，29 State TCM Administration key disciplines，etc.，</u> ② in offering master's and doctoral programs and post-doctoral research programs，③ and also in undertaking the state "973 Projects" <u>(a national key basic research development plan)</u> as a chief organizer.

分析：中文简介经常在规模和档次上使用"最大""一流""最佳"等大词浓墨重彩地宣传自己(陈小慰，2017：175)，如原译第①句用"take the lead"表示学校一系列指标"处于全国同类院校前列"。西方的高校简介也使用大词，但着眼点通常在实质内容上，而不是学校的规模和档次，同时提供事实依据，以使话语真实可靠。如哈佛医学院简介第②句中用"unparalleled""generous"等词语描述学生的丰富体验和财务支持力度，并列举了相关数字与事实。为此，在对原译进行翻译调整时，将第①句中"takes the lead ... in the number ..."进行文字或数据上的补充(补充数据来源于原文)，尽可能使话语平实有据。此外，第③句中的"973"项目是国家重点基础研究发展计划，直译不能体现该项目的性质和重要地位，需进行补充解释。

---

① 来源：https：//hms. harvard. edu/about-hms，搜索日期 2020 - 07 - 30。

2. 意识形态

［例11］^①　① 红色基因——诞生于广州这片中国近代与现代革命策源地的广药集团,始终与"红色血脉"紧紧相连,② 培育了中国共产党早期领导人、广州起义的组织发动者、中央政治局常委杨殷,孙中山卫队长李朗如,中国"双百"人物向秀丽等革命先辈,③ 王老吉更曾为林则徐、毛泽东除病祛疾,留下佳话。红色血脉代代相传,④ 如今广药集团每年均开展纪念革命烈士、纪念向秀丽、纪念神农诞辰等传承红色基因主题活动,⑤ 并创新性地建立了"1+2+3+……"的大党建工作创新模式,即紧紧围绕以公司科学发展为中心,将党建工作与中医药公司特点相结合,继承与创新相结合,实现廉政建设创新、服务型党组织建设创新和党建运行方式创新等三个创新重点,党建工作与公司发展相互促进、不断创新,源源不断地为广药科学发展注入新鲜"活水"。

原译^②:① GPHL, with its headquarters located in the cradle of Chinese revolutions in contemporary and modern times, has been a staunch supporter of CPC. ② It had produced a galaxy of revolutionaries, such as Yang Yin, a leader of CPC in early days, advocate and organizer of Guangzhou Uprising and member of the Standing Committee of the Political Bureau of the CPC Central Committee, Li Langru, Captain of Guards for Sun Yat-sen, and Xiang Xiuli, one of the 100 role models who have made great contributions to China since its founding with their touching deeds. ③ Besides, Wanglaoji Herbal Tea once cured Lin Zexu and Mao Zedong of their diseases, making it a household name. ④ To pass on the spirit of patriotism, GPHL organizes events in honor of revolutionary martyrs and Xiang Xiuli, and Shennong, the discoverer of medicine in the Chinese myth. ⑤ GPHL has built a new and innovative model of CPC development, focusing on the scientific development of

---

① 来源：http：//www. gpc. com. cn/,搜索日期：2020 - 02 - 01。
② 来源：http：//en. gpc. com. cn/aboutUs. html,搜索日期：2020 - 02 - 01。

the enterprise，taking into consideration the characteristics of traditional Chinese medicine enterprise，and integrating inheritance and innovation in corruption-free administration，service-oriented CPC organizations and CPC operation patterns，which has been promoting and innovating the scientific development of both CPC and GPHL.

改译：① GPHL has been closely related to the Chinese history，with its headquarters located in Guangzhou，the cradle of Chinese revolutions in modern and contemporary times. ③ Wang Laoji，one of the staple products of GPHL，is even said to have helped cure Lin Zexu，a national hero，and Mao Zedong，the founder of The People's Republic of China. ④⑤ To pass on the spirit of patriotism，GPHL organizes events in honor of revolutionary martyrs，and further builds an innovative model of CPC development with its focus on constant innovation and sustainable development.

分析：该公司简介原译和中文简介内容完全一致，通过列举和广药集团相关的中国革命者的姓名和事迹，说明广药集团的革命传统，并增强公司的声誉。然而，对于不了解中国革命史或对此不感兴趣的西方受众而言，这样的名人罗列毫无意义。并且，逐句翻译会使受众感觉话语过于细碎，重点不清。因此，改译对内容进行了归纳整合，省译第②句，第③句只保留林则徐和毛泽东两个有代表性的例子。此外，党建部分属于国情，意识形态浓厚，不仅起不到信息、感染功能，而且还可能会起到反作用，因此对第④、⑤句进行整合，只保留实质性信息。

3. 口号式表达

［例12］① ① 立足于新时代新使命，同仁堂集团将以习近平新时代中国特色社会主义思想为指引，落实党的十九大和全国中医药大会精神，积极适应当前我国社会主要矛盾的新变化和广大群众对美好健康生活的新需求，② 推动工作重心由"服务疾病治疗为主"向"守护人民健康为主"的转

---

① 来源：https：//www.tongrentang.com/article/70.html，搜索日期：2021-06-01。

变,③ 坚持稳中求进工作总基调,坚持"做精、做优、做强、做长"方针,坚持传承精华、守正创新,坚持以高质量党建引领高质量发展,积极实施"三步走"战略,④ 努力筑牢党建、质量、诚信三大基石,全力打造具有全球影响力的世界一流中医药大健康产业集团,努力实现"有健康需求的地方就有同仁堂"的战略愿景。

原译①: ① Based on the new era and new mission, Beijing TRT Group will be guided by Xi Jinping's socialist ideology with Chinese characteristics in the new era and the spirit of the 19th National Congress of the Communist Party of China and the National Congress of traditional Chinese Medicine ② to keep abreast with the times and people's need in the new era. Its priority should transit from "medical services" to "promoting people's health". ③ It will stick to steady growth to improve, strengthen and refine its "three-phase" growth strategy for a high-quality development. ④ With Party building, quality and credibility as the three cornerstones, it aims to build a world-class TCM health group under the vision of serving people's health around the world.

对比句②: ① With its vast reservoir of talent, extensive network of affiliates and commitment to problem solving, ② Harvard Medical School is uniquely positioned to steer education and research in directions that will benefit local, national and global communities.

改译: ① Guided by Xi Jinping Thought on Socialism with Chinese Characteristics for a New Era, ② we transformed the mission of medical service into promoting people's health, ③ by inheriting the essence and maintaining the innovation. ④ We seek to create a world-class TCM health group and realize the vision of "Beijing TRT Group is where health begins".

---

① 来源: https://www.tongrentang.com/article/70.html,搜索日期: 2021 - 06 - 01。
② 来源: https://hms.harvard.edu/about-hms,搜索日期: 2020 - 07 - 30。

　　分析：中文简介中常用一些口号语，这与英语的行文习惯差别较大，在翻译时我们需要首先对原文进行"瘦身"（张健、许天虎，2019：38）。同仁堂集团简介的结尾部分为目标愿景。原译受中文简介的影响，标语口号式的套语特征明显。对比句为哈佛医学院网上简介的结尾段，精练扼要、简短平实表达了其目标愿景。在改译时应该采取删除或释义的方法，淡化处理中文简介的意识形态和标语口号式的套语色彩，增加话语可信度。第①句省略了诸如"十九大""社会主要矛盾""党建"等意识形态词，保留了首句中"习近平新时代中国特色社会主义思想"这一耳熟能详的意识形态词汇。第②～③句也进行淡化处理，只保留实质性信息。

四、翻译实践与思考

❶ 以下是中医院企事业单位网上简介的部分内容，根据英文简介规范进行必要的译前调整，并译成英语。

　　（1）医院 2019 年门诊量 336 万人次，其中本部门诊量 236 万人次。本部开放住院床位 650 张。2011 年，医院受北京市大兴区政府委托，管理原大兴区中医医院，成立广安门医院南区。同时，医院积极推进区域医疗中心、医疗联合体建设，发挥中医药辐射北京市、京津冀和引领作用。

　　（2）进入新时代，乘势谋发展。在习近平总书记对中医药提出的"传承精华，守正创新"重要指示精神的指导下，辽宁中医药大学坚定社会主义办学方向，坚持"立德树人"根本任务，秉持"厚德博学、继承创新"校训精神，全面推进内涵式发展，增强办学治校硬核实力，在推动辽宁全面振兴和祖国中医药事业传承发展中做出了重要贡献，正向着内涵丰富、特色优势突出的高水平中医药大学的奋斗目标扎实迈进，以新的更大成绩迎接中医药事业发展的美好明天！

　　（3）"同修仁德，济世养生"是同仁堂创立的初心，"全心全意为人民健康服务"是同仁堂不变的宗旨。同仁堂将"修合无人见，存心有天知""炮制虽繁必不敢省人工，品味虽贵必不敢减物力""但愿世间人无病，哪怕架上药生尘"等古训内化为公司行为准则，造就了同仁堂"配方独特、选料上乘、工艺精湛、疗效显著"的制药特色，奠定了同仁堂质量和诚信文化的根基。

　　（4）广安门原称广宁门，取广为安宁之意。甲子峥嵘岁月，广安门医院秉承

"广安门护佑人民生活安宁康泰"的历史寓意,践行"广安广博、至精至诚"的院训精神,把"大医精诚"的核心价值观体现在医德医风上,转化为服务群众的理念,以病人为中心,以中医药特色为优势,努力为患者提供个性化、温馨化的优质中医药服务。把广安门医院建设成为优势突出、服务领先、管理科学、患者满意、员工幸福的中医国家队。

❷ 下面是汉英对照《三亚市中医院简介》,根据英文简介规范找出原译不妥之处,并进行必要的内容和结构上的调整。

医 院 简 介

三亚市中医院始建于 1991 年,2008 年整体搬迁至凤凰路,占地 45 亩,总建筑面积 55 947.74 平方米。医院位于世姐选美赛址"美丽之冠"对面,面朝临春河,背靠虎豹岭,环境优雅,是一所集医疗、教学、科研、保健、康复、传统医药国际交流与合作为一体的三级甲等中医医院。截至 2014 年 12 月 31 日,全院总人数592 人,其中博士 9 人,硕士 71 人,正高 14 人,副高 23 人。其中,全国名老中医专家、国务院特殊津贴专家 1 人,国家优秀中医临床研修人才 2 人,广州中医药大学博士研究生导师 1 人,硕士研究生导师 7 人。

医院拥有人员编制 635 人,编制床位 660 张。设职能科室 19 个,临床科室及医技科室 35 个,包括急诊、ICU、内、外、妇、儿、老年、骨伤、皮肤、男科、肛肠、针灸、推拿、康复、治未病、耳鼻喉科、口腔科、眼科、感染性疾病科、麻醉科、医学美容、影像、功能、检验、输血、中、西药房等。其中国家临床重点专科 1 个(脾胃病科),国家中医重点专科 2 个(骨伤科、治未病中心),国家中医药管理局重点专科协作组单位 3 个(针灸科、临床药学、护理学),海南省重点专科 1 个(脑病专科)。

【医院特色——"中医康复疗养游"】

2002 年以来,医院突出中医特色,结合三亚得天独厚的自然环境和旅游资源,开设三亚欣欣荣中医疗养国际旅行社,率先在全国开展中医康复疗养游,截至 2014 年 12 月,已接待俄罗斯、瑞典、挪威、奥地利、德国、法国等国客人 40 余批,接待国外疗养包机 10 架次,为包括哈萨克斯坦总统纳扎尔巴耶夫、塔吉克斯坦总统拉赫蒙诺夫、俄罗斯联邦政府总理梅德韦杰夫等政要在内的 35 000 余位

外宾提供高端定制健康服务。圆满完成俄罗斯别斯兰恐怖事件两批受伤儿童和
50 名吉尔吉斯斯坦儿童的中医康复疗养任务,获得由俄罗斯联邦政府总理签发
的"为中俄友谊作出贡献"奖状、俄罗斯联邦卫生和社会发展部颁发的荣誉状,收
到中华人民共和国外交部和吉尔吉斯斯坦驻华大使馆、塔吉克斯坦驻华大使馆
的感谢信。

　　集医疗康复、养生保健、健康服务、休闲度假于一体的新型健康产业项目,注
重人们身体、心理和精神三个层面整体健康程度的提升,致力于打造中医药服务
贸易国际化品牌,推动中医药健康服务贸易纵深发展。

【医疗设备】

　　医院配备 1.5 T 核磁共振、美国 GE 公司 innova3100 数字化平板血管机、
16 层螺旋 CT、DR、SC2000 高端心脏彩色多普勒、多功能全身彩超、腹腔镜、关
节镜、C 臂 X 光机、日立 7600 全自动生化分析仪、西门子移动式 DR 等进口系
列先进设备,总价值1.2 亿元。

【医院文化】

　　发展战略:中医有特色,西医上水平;中、西医融会贯通,走现代中医之路。

　　核心价值:仁、和、精、诚。

　　院训:仁心精术,指仁爱之心,精湛之术。

　　院歌:《临春河畔的爱》。

　　服务宗旨:"发扬中医、救死扶伤"。

【医院荣誉】

　　2007 年被评为"全国卫生系统先进集体"。

　　2008 年被批准为国家中医药管理局国际交流合作基地、对俄中医药合作协
作组成员、被列为国家中医药服务贸易试点单位。

　　2009 年被评为"全国医药卫生系统先进集体""海南省中医医院先进单位"。

　　2011 年被评为"全国中医药文化建设先进单位"。

　　2012 年被评为"海南省文明单位"并通过国家中医药管理局三级甲等中医
医院的评审。

　　2014 年被纳入国家首批中医药服务贸易先行先试骨干公司(机构)。

　　2014 年被评为全国"首届中医药科技推广工作先进集体"。

　　2014 年被海南省委、省人民政府授予海南省文明单位。

2014 年荣获"中国医疗机构公信力百家示范三甲医院"荣誉称号。

Sanya Traditional Chinese Medicine Hospital

Sanya Traditional Chinese Medicine Hospital is located on the opposite side of the building from the Beauty Crown Culture Center (where the Miss World contest is held). The hospital faces the Linchun River and is near Fenghuang Mountain; it is a grade-A tertiary hospital offering medical care, education, research, healthcare services and International Chinese Medicine exchange and cooperation. As a new rural cooperative medical insurance and fixed-point unit of Hainan, the affiliated hospital of Guangzhou University of Chinese Medicine, the collaboration hospital of the First Affiliated Hospital of Guangzhou University of Chinese Medicine; the collaboration hospital of Guangdong Chinese Medicine Hospital, and the teaching hospital of Southern Medical University and Hainan Medical College. The hospital is the tele-medicine teaching center for the Liberation Army General Hospital (301 Hospital), it was authorized as the base of international exchange and cooperation by the State Administration of Traditional Chinese Medicine of the People's Republic of China, it is also a national unit group member collaborating with Russia in traditional Chinese medicine, and a national experimental unit of Traditional Chinese Medicine Trade in Service, it was honored as the advanced collective of National Medicine Health System many times.

Sanya Traditional Chinese Medicine Hospital was founded in 1991, with the overall move to Fenghuang Rd. in 2008, the hospital covers about $30,000 \text{ m}^2$, the total construction area is $55,947.74 \text{ m}^2$. There are more than 600 staff, more than 40 people with senior professional titles, more than 70 people with intermediate professional titles, 8 doctors (including 2 postdoctoral) and 90 master postgraduate students. We have one person who regarded as an expert of the field of traditional Chinese medicine, and rewarded by the special allowance of the State Council. 2 national outstanding Chinese medicine clinical research and training talents, 6 Master candidate Supervisors in Guangzhou University of Chinese Medicine, and a base for postgraduate students.

There are more than 600 staff and 500 beds (there will be 660 beds and more than 750 staff when the third phase of our International Healthcare Centre project is completed, which will be add 160 beds). The hospital consists of 13 administrative departments, 18 clinical departments, 8 medical and technology departments. The Orthopedic Department and the Spleen and Stomach Disease Department are China key-special units, the Cerebral Disease Department is a Hainan province key-special unit, and 2 Sanya key laboratories (Medical Biomechanics laboratory and spleen-stomach disease research laboratory), and an immune cells preparation section.

The hospital is well equipped with state-of-the-art medical apparatuses, such as a 1.5T MRI Scanner, a G.E. Innova 3100 DSA, 16-Slice CT, DR (Digital Radiography), SC2000 high-level cardiac color doppler, Digital Gastrointestinal Apparatus and Molybdenum Target X-ray, Multi-functions the whole body Ultrasonography, Laparoscope, Tris-dimension Traction Equipment, Mini-C-arm Fluotoscopy, TCD (Transcranial Doppler), Automatic Biochemical Analyzer, Laser Therapy Apparatus, Automatic Chinese Medicine Boiling-machine, etc. The total value is 120 million RMB.

Since 2002, Sanya Chinese Medicine Hospital has specialized in Traditional Chinese Medicine. It is the first hospital to carry out recuperation tourism of Traditional Chinese Medicine around the Country. Sanya Chinese Medicine Hospital has built Sanya Xin Xinrong TCM Healthcare Centre Intl. Travel Agency in the hospital, by using the unique environment and tourism resources available in Sanya. To date, we have provided treatment for more than 10 groups of foreign healthcare visitors from as far away as Russia, Sweden, Norway, Austria, and other countries. We have chartered 10 foreign flights providing healthcare, and have offered treatment to more than 25 thousand visitors，and provided TCM therapy for two groups of injured Beslan children and 50 Kyrgyz children who suffered injuries in terrorist incidents. As a result，the Russian Federation government issued an award for "contributing to Sino-Russian friendship" to Sanya Chinese Medicine Hospital，and it received grateful letters from the Foreign Ministry of China and the Kyrgyz Republic embassy in China.

❸ 基于本次翻译实践，结合医药行业网上英文简介规范，讨论翻译过程中需要在语篇、段落、句子及词语层面所做的翻译调整、采取的翻译策略及原因。

　　本章基于中医外宣翻译教学模式，以中医药科研论文、科普读物、中成药说明书和中医药企事业单位网上简介四种文本为例设计中医外宣翻译教学案例，阐述如何按照从语篇宏观到微观词语层面"自上而下"的路径实施平行文本对比分析，提取并归纳宏观和微观翻译策略，提升学生或译者的变通翻译能力。第一节对比分析中、西医药科研论文在语篇的语步规范、语言表达和正式度，段落的衔接和信息流动性，以及词语层面的特征差异，并提出译文调整的方法和技巧，引导学生在译写中医药科研论文的过程中遵循 IMRD 结构和语步，借鉴英文科研论文的常用表达方式、语篇正式度和人称运用规范，根据段落的衔接与连贯特征，对原文进行必要的调整、删节或修改，并综合运用直译、音译等异化翻译策略和意译、释义等归化翻译策略进行中医药术语翻译。第二节通过汉英科普读物平行文本进行对比分析，引导学生或译者借鉴英语科普读物语篇特征对译文的语篇结构进行调整，并对原文引经据典的部分进行适当节译或省译，以增强内容的通俗性；在段落层面，基于对段落命题之间逻辑关系的正确判断对段落进行翻译调整；在中医药术语和文化负载词的翻译过程中，灵活运用直译、意译、释义、省译、增译等翻译技巧，用通俗易懂的语言传播中医药知识和文化。

　　第三节聚焦中成药说明书英译，从语篇、功效语以及药名和中医药术语方面进行了平行文本对比分析，引导学生或译者运用说明书结构语明晰语篇结构，通过适当使用评价语、提升排版设计等技巧拉近与读者的距离，增强译文的感染力；在翻译功效语的过程中，注重显化句间逻辑关系；药品名称和中医药术语的翻译在忠实体现原文原意的同时，必须考虑海外受众接受度，以海外消费者易于理解的表达方式,译出术语蕴含的中医药文化与医理特色。第四节是中医药企事业单位网上简介英译,鉴于该文本具有较强的感召意向,加上汉英文本语篇内容和结构差异较为明显,为了引出海外读者预期反应,学生或译者需要灵活运用翻译策略:在语篇层面,按照先主后次的顺序对结构进行调整,增加实质信息和事实表述,同时简化或省略西方受众觉得乏味无用的内容;在段落层面,按照英文公司简介规约,对每个段落的内容和结构做出相应调整,简化臃肿的段落,明晰逻辑关系;在词语层面,对涉及修辞习惯、意识形态、口号语等方面的词汇进行翻译调整。

第九章

中医外宣翻译教学效果评价

　　本章是第七、八章中医外宣翻译教学实践研究的延续。第七章调查了国内中医药院校变通翻译能力培养现状，并根据存在的问题构建了中医外宣翻译教学模式，第八章基于教学模式，以四种中医外宣翻译文本为例进行教学案例设计，本章按照 ITDEM 教学行动研究路径，对中医外宣翻译教学效果进行研究，并提出改进措施。

一、研究设计

　　1. 研究对象

　　笔者于 2020—2021 学年第一学期开展了中医外宣翻译教学实践，教学持续12 周，共计 36 学时。研究对象为 21 名上海中医药大学二年级中医翻译专业硕士生，其中男生 3 名，女生 18 名。他们在一年级时已完成翻译概论、汉英笔译、汉英医学互译实践、中医笔译等专业必修课，以及中医药国际标准翻译、中医术语翻译、中医翻译与跨文化传播等专业选修课。

　　2. 研究工具

　　研究工具包括期初和期末翻译测试、学习者电子翻译档案、教学效果调查问卷和访谈等评估手段。在教学开始前，学生先完成期初翻译测试。在教学过程中，教师运用学习者电子翻译档案跟踪学生在完成翻译任务过程中运用翻译策略的情况和存在的问题。电子档案由小组专项语料库、个人最终译文和自我评估报告（包括翻译任务分析、翻译质量、翻译错误分析和翻译策略）三部分构成，是学生完成每次翻译任务、翻译过程中对问题处理、策略选择的记录，从而确保了整个评价过程的可信和真实(Kiraly,2000:140-163)。教学结束后,学生完成期末翻译测试以及教学效果的调查问卷和访谈。

学生期初、期末测试和翻译任务的译文都被从总体质量和分类翻译错误分析两个方面进行评估。译文总体质量的评价标准主要是宏观层面的语篇生产和翻译功能实现(各占评分比重的40%),微观层面的语言结构为次要标准(占评分比重的20%)。按此标准将译文质量评价划为五个等级,等级越高质量越好。翻译错误也相应分为三类:翻译功能实现错误、语篇生产错误和语言结构错误,前两类错误每一个扣2分,而语言结构的错误每一个扣1分,按此标准评价翻译错误,扣分越少,译文质量越高。

二、研究结果和讨论

根据期末教学效果问卷调查和访谈结果,并结合期初、期末翻译测试情况,参考学习者电子翻译档案,该课程对促进学生变通翻译能力提升有较为明显的促进作用,学生对课程的满意度较高。

调查问卷分为四部分(共14项),第一部分(第1~7项)对变通翻译能力提高程度综合评价,其中第1~5项对变通翻译能力发展进行评价,第6、7项评价翻译工具使用、自主与合作学习等其他译者的能力发展情况;第二部分(第8~11项)是对本课程教学内容、方法和评价方式的评价;第三部分(第12项)调查学生最喜欢的教学活动,要求从选项中选出最喜爱的三项教学活动;第四部分(第13项)为主观题,调查学生通过此课程提升最为明显的能力。第一、二部分采用5级量表,得分越高,则能力提升越大、满意度越高,每项评分情况如表18所示:

表18 变通翻译能力发展和教学效果调查项目分类和评分

序号	项 目	评分
1	我学会了管理、评价和监控翻译任务,比较译文、源文的文化语境、功能,以及文本间和文本内的连贯,根据"功能+忠诚"的原则决定文本宏观的翻译策略。	4.14
2	我能够遵循"自上而下"的文本分析思维路径,以语篇、段落为翻译加工单位,灵活使用节译、编译、改译等翻译策略,重构译文语篇体裁、语篇模式和语域,决定译文的衔接、连贯等微观脉络。	4.05

序号	项　　目	评分
3	我能够遵循目的语文本规范、剔除与读者和目的不相关的信息,并将同类的信息归在一起,运用西方读者习惯的诉求手段和习惯表达,以实现译文预期的功能和翻译目的。	4.05
4	我能够运用宏观、语篇翻译策略评价和监控词语、句子等微观层面翻译。	3.90
5	我的译文在体现英语句子的形合特点、遣词造句的准确性,以及语言的自然、简洁、形象、无翻译腔方面得到提升。	3.95
6	我能够运用平行语料库搜索平行文本分析目标语文本规范,并指导翻译策略选择。	4.10
7	我自主学习、合作学习、交际能力和解决问题的能力得以提升。	4.19
8	平行文本语料库提供的真实语料便于我掌握目的语文本规范,采取适合文本类型的翻译策略。	4.33
9	实施翻译任务帮助我了解、掌握翻译过程、翻译策略、翻译步骤和技巧,进而提高灵活翻译能力。	4.29
10	翻译教学过程注重译文合作产生过程,有助于我反思翻译过程,提高翻译能力。	4.09
11	学生自我自评、学生同伴互评和教师交叉评价三个纵向流程有益于培养我自主和合作学习的能力。	4.33

从表18可见,第1～5项评价均值为4.02,表明学生较好地掌握了宏观决策和语篇宏观翻译策略,并能用其指导微观层面策略的选择。该结论与学生对第13项的回答相一致。调查显示,按照答案出现频率的高低,学生提升最明显的三项能力分别是:根据文本功能和翻译目的灵活选择翻译策略的能力,参考平行文本决定文本规范并指导翻译实践的能力,以及按照"自上而下"的原则对语篇进行宏观分析和调整的能力。正如学习者电子翻译档案所体现的,学生在翻译的过程中,不仅增强了灵活、合理地运用翻译方法和技巧的意识,还逐渐获得了通过平行文本,发现译文存在的问题,并应用技巧策略加以解决的能力。期末翻译测试成绩也显示,与期初翻译测试相比,学生的总体译文质量等级提升了一个档次,译文不仅在翻译功能实现、语篇生产方面的错误明显减少,而且,由于

忽略文本外因素导致的语言层面错误数量(如理解错误、风格不当、中式表达等)也有所下降,该结果和胡珍铭、王湘玲(2020:84-85)的研究结果一致。第6、7项的评价值(4.10、4.19)显示了学生对翻译工具使用能力,以及自主学习、合作学习、发现和解决问题等综合能力发展的评价较高,表明了实施真实的或模仿真实的翻译任务有助于建构更广泛的译者能力(Kiraly,2003:3-32)。

在教学效果评价方面,第8~11项数据表明学生无论对教学内容、教学方法,还是教学评价的满意度都很高(均值4.26),其中满意度最高的是平行文本语料的运用,以及自评、互评和教师评价相结合的评价方式(均为4.33)。学生对评价方式的认可在对第12项的回答中得到证实,他们选出最喜爱的三项教学活动分别是教师点评作业(71.43%)、小组讨论(76.19%)和自评与小组互评(42.86%)。自评和同伴互评的受欢迎度不如教师评价高,在访谈中学生们表示自评和互评活动虽可以培养学习者的自主性,深化对翻译原理和策略的理解,从而最终提高翻译能力(李小撒、柯平,2013:46),但由于学生对翻译评价标准和错误分析表理解得不够透彻、同伴的翻译水平差异较大,自评和互评的质量难以保证。相比较而言,教师反馈的可信度较高,因此更受欢迎。

我们也从表18发现了本次教学实践中的有待提升之处。学生对变通翻译能力提升的评价虽总体较高,但对第4、5项的评价值较低(<4),表明学生在运用语篇宏观翻译策略,评价和监控句子、词语等微观层面翻译的能力仍有待提高,在体现英语句子形合特点、增强语言表达的自然、简洁性方面的技巧也需要更多的培训。期末翻译测试结果也显示,与翻译功能实现和语篇生产相比,学生的译文在语言微观层面的质量提升上不太明显,词语和句子的翻译问题依旧存在。产生该问题的原因一方面和本课程课时量有限有关,教师主要关注宏观层面翻译能力的提升;另一方面,语言和语用能力的提高是个长期的过程,教学效果很难在短时间内见效。因此,教师需要在帮助学生熟练掌握变通翻译策略和技巧的同时,通过加强自评指导、提升互评质量,以及加大微观层面翻译训练等途径,提升学生译文在词语、句子等层面的翻译质量和表达接受度。

三、讨论与思考

结合教学研究和实践,思考如何在翻译教学中促进学生变通翻译能力的培养,从而能最终提升译文质量和海外传播力,满足新时代语境下中医药文化海外传播及翻译市场对译者能力的要求。

本章以 21 名上海中医药大学二年级中医翻译专业硕士生为研究对象,运用翻译测试、学习者电子翻译档案、教学效果调查问卷和访谈等研究工具,调查学生在变通翻译能力、翻译工具使用等方面能力的提高程度,以及对中医外宣翻译课程的教学评价等等。结果表明,学生对教学内容和教学方法满意度较高,通过一学期的教学实践,学生变通翻译的能力得到了较为明显的增强,翻译工具使用能力与自主学习、解决问题等译者能力也有明显的提升,但语言微观层面的翻译能力仍有待提高。

第十章

结　语

一、内容总结

本书以提升中医药文本译文质量和传播力、促进学生变通翻译能力的培养、满足中医药翻译市场对高级应用型翻译人才的需求为宗旨，基于平行文本语料库，对中医外宣翻译理论和教学实践进行了较为系统的实证研究。第二章至第六章基于德国功能翻译理论建构中医外宣翻译研究框架，以中医药科研论文、中医典籍、企事业单位宣传资料、新闻文本等文本为研究对象，通过定量、定性对比分析，体现汉英平行文本特征，归纳两种语言中发挥同一功能的文本类型在语篇、段落和词语表达方式与习惯方面的差异，并深入分析超文本因素对翻译策略的制约和协调作用，阐述为产生易于目标受众接受、有助提升中医药文化形象的译文，译者灵活采用全译、改译、编译等多元化翻译策略的必要性。

第七章至第九章按照 ITDEM 教学行动研究路径，开展中医外宣翻译教学反思性实证研究。针对调查中发现的问题，构建以德国功能学派翻译理论为先导，以中医药汉英翻译平行文本语料库为依托，以翻译策略为主干，以"自上而下"为文本分析路径，以翻译任务为教学手段的中医外宣翻译教学模式，并以中医药科研论文、中医药科普读物、中成药说明书和中医药网上宣传资料四种文本为例，阐述中医外宣翻译教学案例的设计和实施，帮助学生掌握运用目标受众熟悉的话语和表达方式，从篇章、段落和语句三个层面对原文的结构和内容进行调整、改译，甚至重写，从而实现译文的预期功能和交际目的。学期末的调查结果表明，该教学模式对变通翻译能力的培养有较为明显的促进作用。

二、本书的局限与不足

本研究的局限与不足之处体现在研究内容和方法两个方面。研究内容上的局限主要有：① 中医汉英平行文本语料库覆盖的文本类型不够全面。本研究以中医外宣翻译文本为研究对象，覆盖中医药科研论文、科普读物、政府文书、中医典籍与专著、新闻消息与评论、中医药说明书、中医药企事业单位宣传资料、中医院公示语等具有代表性的信息型和感染型文本。但由于课题完成时间较为紧张，有些文本的收集较为困难，因此，构建的平行文本语料库中缺少中医药广告、旅游资料、字幕翻译等对当今中医药文化传播较为重要的文本类型。② 中医外宣翻译策略对中医药文化形象塑造影响的研究比较零散。本书的第三章至第六章阐述了在一定的社会历史和文化背景下，如何根据意识形态、文化规范的不同，充分考虑文本功能和目标受众因素，采取多元化翻译策略，以提升译文的传播力，全面、客观地塑造正面的中医药文化和中国形象，但是在形象塑造方面的研究比较零散，缺乏系统理论研究和深入分析。

在研究方法上，本研究的不足体现在实证研究的实施路径有限，效果有待加强，主要表现在：① 理论部分的实证研究采取基于平行文本语料库，定性和定量相结合的对比分析法，但定量统计分析没有覆盖全部文本分析，主要用于中医药科研论文和中医药企事业单位网上简介等章节，其他类型的文本对比分析以描述、举例等定性分析为主，难免会影响归纳的汉英平行文本特征和差异的科学性和规律性。② 中医外宣翻译教学行动研究运用调查问卷、访谈等手段了解学生变通能力培养的现状，评价方案环节采用了期初、期末翻译测试，学习者电子翻译档案等多种评估手段，但如何统筹运用这些手段，加强技术分析，增强调研和评估的有效性仍有待加强。

三、建议与展望

针对本研究存在的局限和不足之处，今后可以从研究内容和研究手段两个方面加强中医外宣翻译理论和教学实践研究。后续研究包括：① 丰富、补充中医药汉英平行文本语料，完善语料库建设。一方面收集整理中医药广告、旅游资料、字幕翻译等缺失的语料，丰富汉英平行文本语料库文本类型；一方面扩充、更新已有文本类型的平行文本语料，与时俱进，满足理论和教学实践的需求。

② 从翻译角度加强对中医药文化形象构建的研究，深入研究中医药典籍、中医药科研论文、中医药企事业单位宣传资料、中医药说明书等文本的成功译文，探索如何采取变通翻译策略，塑造出客观、立体、正面的中医药学者形象、中医药企事业单位形象和中医药文化形象，从而推动中医药文化的对外传播，增强中医药文化的国际话语权。

在研究方法上，可以一方面加强定量研究，通过运用统计分析方法，更加科学、准确地归纳总结汉英平行文本在语篇、段落和词语层面的文本特征和差异；另一方面加大对教学实践科研方法的研究，将调查问卷更好地和翻译测试、学习者电子翻译档案等其他手段相结合，运用科学的、多样化的研究手段揭示教学实践待解决的问题，帮助学生减少因忽视超文本因素导致的翻译错误，提高译文质量和传播力。

附　　录

附录1：《治未病 大智慧》原文和译文

治未病　大智慧

任智明先生：

（1）来函敬悉，你读《周易》，有一句"君子思患而预防之"引起你的特别注意和思考。我很赞同你的看法，这个防患于未然的预防思想，确实很重要。对社会的"动乱之患"要事先预防，对人体的"疾病之患"也要未病先防。

（2）对待疾病，首重预防，从源头上去治理，这就抓住了要害，抓住了根本。

（3）早在2 000多年前，我们的圣人先贤早已警钟长鸣：《黄帝内经》大声疾呼："圣人不治已病治未病，不治已乱治未乱，夫病已成而后药之，乱已成而后治之，譬犹渴而穿井，斗而铸锥，不亦晚乎！"

（4）说得多么好啊！疾病已经形成才去治理，这就好像口渴了才去挖井，开战了才去制造武器，那不是太晚了吗？！所以，只有疾病还未形成之前就预先防止，那才是最好的办法。

（5）唐代药王孙思邈说得好："消未起之患，治未病之疾""常需安不忘危，预防诸病"。宋代名医朱丹溪也强调说："与其治疗于有疾之后，不若摄养于无疾之先。"古代前贤为让广大民众牢牢记住"未病先防"，还采用诗歌来宣讲，邵应节的防病诗写得生动："爽口物多终作疾，快心事过必为殃。知君病后能服药，不若病前能自防。"现代的民间谚语也说得形象："洪水未到先垒坝，疾病没来先预防。"

（6）圣人先贤"重预防、治未病"的指导思想，是维护健康最为重要的理念，面对当今的现实,面向人类的未来,都具有十分重要的战略意义。

（7）放眼当今世界,流行性感冒、病毒性肝炎这些流行病、传染病正在严重威胁我们的健康,脑中风、心肌梗死这些危险杀手正在夺取我们的性命。面对这两大类疾病的威胁,我们怎么办? 根本的办法,就是加强预防,尽早预防,全民动员"治未病"。

（8）究竟怎样去预防? 一方面,讲究卫生,改善环境,研制疫苗,加强群体预防;另一方面,又要讲究养生,保护精气神,扶正祛邪,注重个人预防。

（9）中医强调:"邪之所凑,其气必虚,正气存内,邪不可干。"讲究养生,正气强盛,即使流行病袭来,也可以减少发病;即使患病,病情也轻,康复也快。

（10）中医强调:"恬淡虚无,真气从之,精神内守,病安从来?"讲究养生,身心协调,许多慢性疾病也就难以发生。

（11）世界卫生组织的研究表明,只要实行科学、文明、健康的生活方式,做到"合理膳食、适量运动、戒烟限酒、心理平衡"这十六个字,高血压病可以减少55%,脑中风可以减少75%,糖尿病可以减少1/2,癌症可以减少1/3,寿命就能延长10年。

（12）看病难,看病贵,这是广大民众极为关注的热点。解决这个问题,固然要靠完善医疗改革,改善医疗服务,但要根本解决问题,还是要靠预防:"预防为先,预防第一"。人民政府"重预防",加大投入措施强;人民大众"治未病",注重养生保健康。在预防保健上投入10元钱,至少节省医药费100元,节省抢救费1 000元、10 000元……

（13）我们每个家庭,都应开设自己的健康银行,舍得健康投资,这是最为划算的投资。世界卫生组织与我国卫生部在北京联合发布全球报告的标题就是《预防慢性病——一项至关重要的投资》。更为重要的是,我们大家都要行动起来,人人懂得"重预防",个个都来"治未病",自己就能少痛苦,家庭就能多幸福,社会就能更和谐。在此奉上一首《养生防病智慧歌》:

> 看病难来看病贵,养生防病大智慧,大大节省医药费,
> 自己身心少受罪,家庭亲人少拖累,和和谐谐好社会。

（14）智明先生,"治未病"的战略思想,是前辈先贤聪明才智的生动体现,这

智慧的光芒，穿过千年时空，至今仍然是我们应对疾病的指南。写到这儿，我不禁感叹起来：治未病，大智慧！

  诚祝

  安康

马有度

Great Wisdom in Preventive Treatment

Dear Mr. Ren Zhiming，

(1) I have received your letter with great honor. You mentioned, when reading *Zhouyi* (*The Book of Changes*), you were enlightened by the sentence of "A man with vision can always foresee the potential misfortunes and take measures to prevent them from happening". I agree with you on this point. Measures should be employed in advance to avoid both social riots and human diseases.

(2)(3)(4)(5) Disease treatment should prioritize prevention. Treating a diseases from root means grasping the key of disease treatment. As early as 2000 years ago, our sages warned people in *Huang Di Nei Jing* (*The Yellow Emperor's Internal Classic*) that "The sages usually pay less attention to the treatment of a disease, but more to its prevention. To resort to treatment when a disease has already occurred and resort to regulation when a disorder has already appeared is just like digging a well when one has been thirsty or casting weapons when a war has broken out. Would these actions be too late?" How wise these words are! Now you know that the best approach for disease treatment lies in prevention before it is not yet developed. Similar idea has also been mentioned by Sun Simiao, China's king of medicinal in Tang Dynasty (541-682), and Zhu Danxi, a renowned doctor in Song Dynasty (1281-1358). Ancient sages even applied catchy rhymes to popularize the thoughts among general public. Just as an old disease-preventing rhyme vividly goes, "Overeating tasty food will lead to disease, and self-indulgence will result in misadventure. It would better strengthen prevention to nip the disease in the bud, rather than take drugs after it is fully developed. "The modern folk proverb also says lively:"The dam should be built before a flood occurs, and a disease prevented before it occurs. "

(6)(7) The guiding philosophy of disease prevention advocated by the ancient sages is the most important concept for health maintenance. It is of great strategic significance to today's reality and mankind's future as well. In today's world, epidemics and infectious diseases such as influenza and viral hepatitis are posing a serious threat to our health, and dangerous killers such as stroke and myocardial infarction are claiming many lives. What should we do in the face of these two types of dangerous diseases? The fundamental solution is to mobilize the public to strengthen prevention at earliest time.

(8)(9)(10)(11) So how to prevent diseases? For one thing, we can strengthen prevention at mass level by hygiene strengthening, environment improvement and vaccine development. For another, we need to attach equal importance to practice health cultivation through preserving essence, qi and spirit, strengthening healthy qi, eliminating pathogenic qi to achieve individual prevention. Chinese medicine emphasizes that the accumulation of evils means the deficiency of qi; if there is sufficient healthy qi inside the body, evils cannot invade the body. To put it another way, if we practice health cultivation, we will strengthen our healthy qi and less likely to catch epidemics, and even in case of getting diseases, we will exhibit slighter symptoms or recover faster. Chinese medicine also stresses that for those who can remain calm and avoid excessive desires and fantasies, their internal energies can circulate smoothly and freely, their mind can keep focused and concentrated, and thus they can avoid diseases. That is to say, health cultivation will help our body and mind in harmony, and thus decrease the occurrence of chronic diseases. Studies by WHO reveal that if we adopt scientific, civilized and healthy lifestyle, and stick to the protocol of rational diet, appropriate amount of exercise, quitting smoking and limiting drinking, balanced mentality, we may cut the possibility of getting high pressure by 55%, stroke by 75%, diabetes by half, cancer by one third, and prolong our lives by 10 years.

(12) (13) Today, the accessibility and affordability of health resources have become the public 's focus of attention. It is true that this problem can be solved partly through medical reform and medical service, but they can only be uprooted through prioritizing disease prevention. While the government needs to increase investment and emphasize disease prevention, individuals need to stick to health cultivation and disease prevention. Spending 10 yuan on disease prevention and health care may save 100 yuan of medical cost, and 1,000 or even 10,000 yuan of rescuing fee. Therefore, it is the most economical investment for each family to set up a health bank, just as indicated by the title of a report jointly issued by WHO and China's Ministry of Health in Beijing: "Preventing Chronic Disease — A Critical Investment". More importantly, we should take actions to prevent diseases before they occur based on adequate understanding of its importance. By following this way would individuals have less sufferings, families enjoy more well-beings, and the society becomes more harmonious. Here is the *Ode to Preventative Treatment* to invite your pleasure:

> Inaccessible health care and unaffordable medical costs
> Make preventative treatment a wise choice
> Stay away from disease to reduce medical expense
> Without body and mind sufferings
> Nor become families' encumbrance
> Then society can become harmonious.

(14) Mr. Zhiming, the profound idea of preventive treatment is a vivid manifestation of our predecessors' wisdom, and still serves as a guide for us to deal with diseases today through the millennia. At this point, I cannot help but exclaim: What an outstanding idea it is!

Best wishes for health and well-being!

Ma Youdu

附录 2:《击败糖尿病》原文

Knocking Out Diabetes

Striking new studies show how you can control, or even reverse,
this common disease

When Michael Trailovici began feeling unusually hungry and thirsty, the 42-year-old editor didn't imagine they could be symptoms of a condition, let alone a serious one. He didn't see his doctor. That was in 1997. Today Michael, now 65, is one of approximately 416 million people around the world with type 2 diabetes.

Nearly half of those are unaware of their condition. The disease is so prevalent that the World Health Organization is calling it an "epidemic".

If type 2 diabetes is left untreated, or is not managed well, the consequences can be devastating. Risks include damage to the blood vessels, heart, liver, kidneys and eyes. It can also increase the risks of Alzheimer's disease, and lead to amputation, and even death.

An estimated 96 million people are estimated to have diabetes in the Southeast Asia region, 90 percent of whom have type 2.

But there is hope. Experts say that the number of type 2 diabetes cases are so high and climbing so fast due largely to our modern diet; this means the disease and its severity are mostly within our control.

Recent research has found that with attention to lifestyle and diet alone, these numbers can be reduced, and future cases prevented. In some cases, we may even be able to force the illness into remission. Here is the latest research on type 2 diabetes and diet. There are some actions you can take to help reduce your chances of developing it, and if you have already been diagnosed, how to maintain control.

WHAT IT'S ALL ABOUT

It starts with sugar. Cells throughout your body need it, in the form of glucose, as a fuel in order to function. But for the glucose to get past the cells membranes, it needs a "key" to get in. Insulin is that key.

When a person has type 2 diabetes, their body produces enough insulin, at least at first — this is unlike type 1 diabetes, when the pancreas fails to produce much or any insulin. But in type 2 diabetes, though they produce insulin, their body is "resistant" to it. The insulin key doesn't work. The cells have trouble recognising the insulin and resist the cell to open up.

When glucose can't get where it's needed, it keeps circulating in the blood, acting as an inflammatory agent, slowly, relentlessly causing damage.

HOW CAN I HAVE DIABETES?

Although Michael at first ignored his increased hunger and thirst, some weeks later he began getting dizzy, and decided to see his doctor.

His diagnosis: type 2 diabetes. And his was a serious case. His blood glucose level, tested after he had fasted overnight, was above 16.7 millimoles of glucose per litre of blood (mmol/L). Left untreated, that amount of circulating glucose, over time, would wreak havoc throughout Michael's body. Normal blood glucose levels will generally range between 4.0 – 7.8 mmol/L.

His doctor immediately admitted him to hospital where he was prescribed insulin, an injectable treatment reserved for advanced cases.

Michael's case is classic. Because his symptoms were so subtle he dismissed them. As well as hunger and thirst, early symptoms can include fatigue, weight loss, frequent urination and blurry vision. And sometimes, there are no symptoms at all.

Because symptoms often aren't alarming, explains the Mayo Clinic's Dr Rozalina McCoy, younger people will often ignore them. But damage continues slowly.

Michael's diagnosis shocked him. However, he soon learned that his diet, which included a lot of processed food, white bread and sweets, wasn't healthy. He hadn't realised his lifestyle put him in such danger.

"Usually, younger people will have worse blood glucose control and be harder to manage," says Dr McCoy. "For a young person to have enough insulin resistance to develop type 2 diabetes, it must be a severe case." And that's true, even with milder symptoms.

If Michael wanted to avoid serious long-term complications, his doctor explained, he needed to completely change his lifestyle.

DIET AND DIABETES

For decades, when recommending dietary changes to combat type 2 diabetes, doctors focused on reducing sugar and other carbohydrates. But researchers have now found it's not enough to simply step away from sugary foods. Ultra-processed and convenience foods also contribute to the illness, as recently reported in a French study published last year in the *European Journal of Public Health*.

The riskiest of these processed foods, surprisingly enough, was found to be processed meat: salami and hot dogs, for example. And, perhaps more surprisingly, a Spanish review and analysis of earlier studies found that meat in general — the mainstay of the low-carb diets that many with type 2 diabetes have followed — also appears to both promote the illness and make it worse.

But what does meat have to do with blood sugar? Our cells' membranes are comprised, in part, of fat, which comes from what we eat. "So, if we eat a lot of meat, then we end up eating a lot of fat that will make our cell membranes more rigid," explains endocrinologist Dr Hana Kahleova. "And if they become more rigid, the insulin receptor embedded in the cell membrane cannot function properly." In other words, the cells become "insulin resistant".

By contrast, says Dr Kahleova, the fats in olives, nuts and seeds make the cell membrane more pliable, and as a result, insulin receptors function better.

Michael committed to eating healthier foods, substituting whole grains and vegetables for his former poor diet choices. He also exercised more. After a few months, his blood glucose had come down enough for him to switch from insulin to metformin, a diabetes medicine in pill form that is typically used for milder cases.

Study after study confirm this relationship between meat and type 2 diabetes. Oddly enough, that still holds true for leaner meats. A 2017 meta-analysis of numerous earlier studies found a strong association between eating any kind of meat, including lean cuts, and type 2 diabetes.

Meanwhile, this and other studies found eating whole grain was protective and, when included in a diet that relied on fruit, vegetables, dairy and minimising sugar, lowered risk of developing diabetes by 42 per cent.

There is also research that indicates that a healthy, meatless diet might also reverse diabetes. A 2006 US study led by Dr Neal Barnard divided people with type 2 diabetes into two groups. One was put on a completely plant-based diet and the other group was instructed to follow the American Diabetes Association (ADA) diet, which included animal products. Those on the plant-based diet were allowed to eat as much as they wanted. No limits. Those on the ADA diet had restricted kilojoules.

At the beginning of the study, participants had Alc (glucose) levels of 6. 5 per cent (7. 8 mmol/L) to 10. 5 percent with an average of about 8 per cent (10. 1 mmol/L). After 22 weeks, among those who adhered to the plant-based diet, with no changes in their medication, Alc had been reduced by an average of 1. 48 percentage points versus only 0. 81 percentage points for the ADA group. For some on the meatless regimen, their Alc levels dropped to 5. 7 per cent (6. 5 mmoI/L) and that meant their diabetes was, effectively, reversed.

"A reduction of that magnitude is bigger than you would see with typical oral medications," says Dr Barnard.

That's not to say that all those who try veganism will reverse their diabetes or avoid getting it in the first place. A 2016 study of about 200,000 people, age 25 and up, by Harvard researchers suggests a possible reason why: it's not enough just to go animal product-free. It has to be a healthy diet, too. People who ate mostly vegetarian diet based on healthful foods had a 34 per cent lower risk of developing diabetes. But people who ate a mostly vegetarian diet that included unhealthy foods like sweetened drinks, fruit juices, refined grains, potatoes and sweets, had a 16 percent increased risk of developing diabetes.

Diabetes is strongly associated with obesity. Being even a little overweight can increase the risk. But losing weight early in the disease can sometimes reverse it, even if you just lose ten per cent of your weight, it's been found to reverse diabetes for up to five years.

What about the low-carb and keto diets that are popular today—can they play a role in managing the disease? Yes, with caveats. Low-carb diets can sometimes result in rapid weight loss and with it, a reduction in high blood sugar. When followed for no more than three months, the benefits could be worth the risks. But for long-term diabetes management, such diets can increase risk because of the diets' reliance on animal products.

OVER 65s TAKE NOTES

Everything that's true for younger people with diabetes — diet and lifestyle — is also true for people aged over 65 with diabetes, except for one very important differences. If you have type 2 diabetes, are older, and have other serious chronic conditions, intensive or aggressive treatment can lead to significant problems.

The more ailments an older person has in addition to diabetes, the greater risk her or she faces from bouts of severe hypoglycaemia (big drops in blood sugar) that can lead to increased risk of heart disease, falls and bone fractures — even death. Even lesser instances of hypoglycaemia brought on by aggressive treatment can decrease the quality of life while not offering much, if any, benefit.

That's one reason why older people who have other serious, chronic conditions are usually better off trying to keep levels no higher than 10.1 mmol/L, says Dr McCoy. She says treatment needs to be individualised, so those 65 and over, with no other chronic conditions, would probably aim for 9.4 mmol/L. But generally speaking, aiming for a 10.1 mmol/L instead of try to keep it lower after age 65 with other illness leads to better outcomes.

DON'T LET DIABETES WIN

Today at 65, Michael Trailovici is a trim 78 kilograms, still needs only metformin, and feels great. And he enjoys a sense of accomplishment, knowing that he took control of his type 2 diabetes instead of letting it control him.

If you're one of the millions who've been diagnosed with the illness, you've heard the dire warnings. But the good news is how much you are in control of what happens. Changing your diet and getting enough exercise can assure a better, healthier future. And if you've only recently been diagnosed, lifestyle and dietary changes might even lead to remission.

There is a lot you can do to take care of yourself today, to ensure a better tomorrow.

附录 3:《京都念慈菴蜜炼川贝枇杷膏说明书》原文和原译

京都念慈菴蜜炼川贝枇杷膏说明书

请仔细阅读说明书并按照使用或在药师指导下购买和使用

[**药品名称**]　通用名称:京都念慈菴蜜炼川贝枇杷膏

　　　　　　　汉语拼音:Jindu Niancian Milian Chuanbei Pipa Gao

[**成　　份**]　川贝母、枇杷叶、南沙参、茯苓、化橘红、桔梗、法半夏、五味子、款冬花、远志、苦杏仁、生姜、甘草、杏仁水、薄荷脑,辅料为蜂蜜、麦芽糖、糖浆。

[**性　　状**]　本品为棕褐色黏稠的半流体;具杏仁香气,味甜,辛凉。

[**功能主治**]　润肺化痰、止咳平喘、护喉利咽、生津补气、调心降火。本品适用于伤风咳嗽、痰稠、痰多气喘、咽喉干痒及声音嘶哑。

[**用法用量**]　口服,成人每日 3 次,每次一汤勺,儿童酌减。

[**不良反应**]　本品可能引起皮疹、瘙痒、腹泻、腹痛、恶心等。

［禁　　　忌］　糖尿病患者忌用。

［注意事项］　1. 忌烟、酒及辛辣、生冷、油腻食物。

2. 患有肝病、肾病等慢性疾病严重者应在医生指导下服用。

3. 服药一周病情无改善，或服药期间症状加重者，应停止服用，去医院就诊。

4. 本品性状发生改变时禁止使用。

5. 儿童必须在成人监护下使用。

6. 请将本品放在儿童不能接触的地方。

7. 如正在使用其他药品，使用本品前请咨询医师或药师。

8. 孕妇、哺乳期妇女、儿童、老人等应在医师指导下使用。

［药物相互作用］　如与其他药物同时使用可能会发生药物相互作用，详情咨询医师或药师。

［贮　　　藏］　密封，置阴凉处。（不超过 20℃）

［包　　　装］　玻璃瓶装，每瓶装 300 毫升。

［有　效　期］　36 个月。

［执行标准］　进口药品注册标准 JZ20160002

［批准文号］　医药产品注册证号 ZC20160006

［说明书修订日期］　2016 年 4 月 13 日

［生产公司］　公司名称：京都念慈菴总厂有限公司

生产地址：香港新界元朗元朗工业邨宏利街 50 号京都念慈菴中心

电话号码：(00852)2438 - 9988

传真号码：(00852)2407 - 6269

网址：www.ninjiom.com

［中国大陆联络处］　广东伟沂贸易有限公司

NIN JIOM PEI PA KOA

(Traditional Chinese Herbal Coughs Syrup)

Indications

Nin Jiom Pei Pa Koa is formulated from Chinese herbal ingredients and plant extracts together with honey and sugar syrups and has a pleasant taste. It provides temporary relief of coughs and sore throat associated with common cold, influenza or similar ailments. Nin Jiom Pei Pa Koa is effective for the temporary relief of the symptoms of bronchial cough and loss of voice.

Dosage

Adults: 3 times a day. One tablespoon a time.

Children: 3 times a day. Dosage to be reduced according to age.

Ingredients

Tendrilleaf Fritillary Bulb	Common Coltsfoot Flower
Loquat Leaf	Thinleaf Milkwort Root
Fourleaf ladybell Root	Bitter Apricot Seed
Indian Bread	Fresh Ginger
Pummelo Peel	Liquorice Root
Platycodon Root	Menthol
Prepared Pinellia Tuber	Honey
Chinese Magnoliavine Fruit	Maltose
Snakeground Seed	Syrup

附录 4:《鼻腔减充血片说明书》原文

NASAL DECONGESTANT-pseudoephedrine hcl tablet, film coated

L. N. K. International, Inc.

Disclaimer: Most OTC drugs are not reviewed and approved by FDA, however they may be marketed if they comply with applicable regulations and policies. FDA has not evaluated whether this product complies.

Quality Plus 44 - 112

Active ingredient (in each tablet)

Pseudoephedrine HCl 30 mg

Purpose

Nasal decongestant

Uses

— temporarily relieves nasal congestion due to the common cold, fever or other upper respiratory allergies

— temporarily relieves sinus congestion and pressure

Warnings

Do not use

if you are now taking a prescription monoamine oxidase inhibitor (MAOI) (certain drugs for depression, psychiatric or emotional conditions, or Parkinson's disease), or for 2 weeks after stopping the MAOI drug. If you do not know if your prescription drug contains MAOI, ask a doctor or pharmacist before taking this product.

Ask a doctor before use if you have

— diabetes

— heart disease

— high blood pressure

— thyroid disease

— difficulty in urination due to enlargement of the prostate gland

When using this product

do not exceed recommended dosage.

Stop use and ask a doctor if

— nervousness, dizziness, or sleeplessness occur

— symptoms do not improve within 7 days or occur with fever

If pregnant or breast-feeding, ask a health professional before use.

Keep out of reach of children.

In case of overdose, get medical help or contact a Poison Control Center (1 – 800 – 222 – 1222) right away.

Directions

Adults and children 12 and older	Take 2 tablets every 4 – 6 hours; do not take more than 8 tablets within 24 hours.
Children ages 6 to 11years	Take 1 tablets every 4 – 6 hours; do not take more than 4 tablets within 24 hours.
Children under 6 years	Do not use.

Other information

— **each tablet contains**: calcium 15 mg

— **TAMPER EVIDENT: DO NOT USE IF OUTER PACKAGE IS OPENED OR BLISTER IS TORN OR BROKEN**

— store at 25℃ (77℉); excursions permitted between 15 – 30℃ (59 – 86℉)

— see end flap for expiration date and lot number

Inactive ingredients

croscarmellose sodium, dibasic calcium phosphate dihydrate, FD&C red ♯40 aluminum lake, FD&C yellow ♯6 aluminum lake, hypromellose, magnesium stearate, microcrystalline cellulose, polydextrose, polyethylene glycol, silicon dioxide, titanium dioxide, triacetin

Questions or comments?

1 – 800 – 426 – 9391

TAMPER EVIDENT: DO NOT USE IF PACKAGE IS OPENED OR IF BLISTER UNIT IS TORN, BROKEN OR SHOWS ANY SIGNS OF TAMPERING

Distributed by **LNK INTERNATIONAL, INC.**

60 Arkay Drive,

Hauppauge, NY 11788

附录 5：《中国医药保健品股份有限公司简介》原文①和原译②

中国医药保健品股份有限公司是在上海证券交易所挂牌的国有控股上市公司（股票简称：中国医药；证券代码：600056），其控股股东为中央骨干公司中国通用技术（集团）控股有限公司。公司秉承"关爱生命、追求卓越"的核心理念，致力于医药产业发展和人类健康事业，努力打造中国医药领域的旗舰公司。

公司已经建立了以国际贸易为引领、以医药工业为支撑、以医药商业为纽带的科工贸一体化产业格局，产业形态涉及研发、种植加工、生产、分销、物流、进出口贸易、学术推广、技术服务等全产业链条。

在医药研发生产领域，公司拥有两家博士后科研工作站及一大批高素质研发专家，曾获国家科技进步二等奖；公司拥有国内领先的化学原料研发生产平台，国内先进的特色化学药、现代中药研发生产平台，在抗感染类、抗病毒类药物的研发生产以及甘草等药材及其制品的种植加工领域处于领先地位。

在国际贸易领域，作为医药行业进出口领域传统专业主渠道，公司始终保持着领先地位，且在政府项目业务领域具备传统实力和特色优势。天然药物贸易业务坚持全产业链专业化发展模式，有机整合天然药物种植、仓储、加工、销售等产业链环节，在行业内居于领先地位。医药化工贸易业务经营范围涵盖化学原料及制剂、生物及血液制品各品规、全领域，可为顾客提供一流的医药化工贸易集成服务。医疗器械贸易业务致力于为顾客提供全过程项目集成化服务，并与世界各著名医疗器械生产厂商建立了稳固的合作关系，在进口和分销领域处于国内领先地位。健康领域大宗商品业务涉及保健食品原料、大宗农产品、精细化工原材料等，在一些重点商品进出口贸易领域有较高知名度。

在国内医药商业领域，公司已逐步建立起以高端、特色产品为核心，具有产业价值链整合协同优势的医药商业体系，已形成以北京、广东、江西、河南、河北、湖北、新疆为重点，覆盖全国的营销网络体系，并在所在区域具有较高的知名度和品牌影响力。公司建有大型物流中心，具备完善的经营资质，可为广大合作伙

---

① 来源：http://www.meheco.cn/x-cn/p-corporate_intro.html，搜索日期：2013-03-12，转引自陈小慰，2017：170。

② 来源：http://www.meheco.com/x-en/p-company，搜索日期：2013-03-12，转引自陈小慰，2017：185。

伴提供全方位的增值服务。

面向未来,中国医药着力在重点产品领域建立横跨国内和国际两个市场的营销网络,聚焦现代中医、特色化学制剂和生物制药等核心产业领域,打造集研发、生产、销售、服务于一体的产业链,努力将公司发展成为一家在国内医药行业中具有重要地位、在国际市场具有较强竞争力和品牌影响力的科工贸一体化大型公司集团。

China Meheco Co., Ltd, is a state-holding company listed at Shanghai Stock Exchange (Ticker Symbol: China Meheco; Stock Code: 600056) and its controlling shareholder is China General Technology (Group) Holding Co., Ltd, an important backbone state-owned enterprise directly administered by the central government. Upholding the tenet of "Cherishing Life and Seeking Excellence", China Meheco is dedicated to the promotion of human health and the development of pharmaceutical industry, endeavoring to become a flagship pharmaceutical enterprise in China.

China Meheco has established a comprehensive business framework that is guided by international trade, supported by pharmaceutical manufacture and coordinated by pharmaceutical commerce. Its business scope fully covers the whole industry chain, from R & D, cultivation & processing, manufacturing, distribution, logistics to international trading, academic promotion and technical service, etc.

In the future, the company will focus on building sales network in both domestic and international markets for core products of modern Traditional Chinese Medicine, distinctive chemical preparation and bio-pharmaceutical preparations, to create an industrial chain which fully integrates R&D, production, sales and services. China Meheco strives to become a large-scale integrative pharmaceutical group with high position among domestic peers, and with worldwide renown for its great brand influence and high competitiveness.

China Meheco owns two post-doctoral workstations and a group of experts, including secondary prize winners of the National Prize for Progress in Science and Technology; it also owns a first-class platform in China for production and processing of APIs，distinctive preparations and modern Traditional Chinese Medicines. The corporation takes lead in R&D and production of antibiotics and anti-virus products，and also in the cultivation and processing of licorice and other herbal products.

附录6：《罗氏公司简介》原文[①]

Get to Know Roche in Brief
A pioneer in healthcare

We have been committed to improving lives since the company was founded in 1896 in Basel Switzerland. Today，Roche creates innovative medicines and diagnostic tests that help millions of patients globally.

The frontrunner in personalised healthcare

Roche was one of the first companies to bring targeted treatments to patients. With our combined strength in pharmaceuticals and diagnostics，we are better equipped than any other company to further drive personalised healthcare. Two-thirds of our Research and Development projects are being developed with companion diagnostics.

The world's largest biotech company

We are the world's number 1 in biotech with 17 biopharmaceuticals on the market. Over half of the compounds in our product pipeline are biopharmaceuticals，enabling us to deliver better-targeted therapies.

The global leader in cancer treatments

We have been at the forefront of cancer research and treatment for over 50 years，with medicines for breast，skin，colon，ovarian，lung and numerous other cancers.

The leading provider of in vitro diagnostics

We offer doctors profound information to guide treatments and to answer

---

① 来源：https：//www. roche. com/about. htm.搜索日期：2020 - 07 - 30。

more patients' questions than any other company. And our tests enable hospitals and labs to deliver that information quickly and reliably.

A committed investor in innovation

We invest around 9 billion Swiss francs in Research and Development every year because innovation is our lifeblood. This is amongst the highest Research and Development spends in the world across all industries.

An extraordinary workplace

We are a force of over 90,000 people working together across more than 100 countries. Roche is consistently ranked as employer of choice by its employees and by external institutions.

A sustainable company

For many years running we have been recognized by the Dow Jones Sustainability Indices as the leader in sustainability within our industry.

附录7:《山东中医药大学简介》原文[①]和原译[②]

山东中医药大学创建于 1958 年,1978 年被确定为全国重点建设的中医院校,1981 年成为山东省重点高校,是教育部本科教学工作水平评估优秀学校、山东省人民政府和国家中医药管理局共建中医药院校、山东省应用基础型人才培养特色名校、山东省首批高等学校协同创新中心、山东省首届省级文明校园、山东省一流学科建设单位、省属高校绩效考核优秀单位。

学校在省属高校中拥有国家级重点学科最多,首批获得硕士、博士学位授权,首批设立博士后科研流动站,首批成为国家"973"项目首席承担单位。硕士点数量位居全国同类院校前列。

学校紧紧围绕立德树人根本任务,坚持社会主义办学方向,全面贯彻党的教育方针,秉承"厚德怀仁、博学笃行"的校训,坚持"以文化人、厚重基础、注重传承、勇于创新"的办学特色,顽强拼搏、砥砺奋进,经过几代人辛勤耕耘和不懈奋斗,培养出十余万中医药人才和健康服务相关专业人才。

---

① 来源:https://www.sdutcm.edu.cn/xxgk/xxjj.htm,搜索日期:2020-02-01。
② 来源:https://www.sdutcm.edu.cn/xxgk/English/Homepage.htm,搜索日期:2020-02-01。

学校致力于高水平中医药大学建设,2007 年由济南市历下区主体迁入扁鹊故里——长清,现在学校三校区(含青岛中医药科学院)办学,总占地 2 000 余亩,建筑面积 53.9 万平方米。学校图书馆馆藏纸质图书 201 万册、电子图书 75.4 万册、古籍善本 3 万册,为山东省古籍重点保护单位。设置 17 个教学机构、5 个科研机构、4 个教辅机构,拥有 3 所直属附属医院、17 所非直属附属医院、24 所教学医院,10 家山东省研究生联合培养基地、18 家中医局住院医师规范化培训基地。有 1 个国家级实验教学示范中心、1 个国家级大学生校外实践教育基地。

学校坚持立德树人、大医精诚,努力培养高素质专门人才。拥有 28 个本科专业,涉及医、理、文、工、管、法、教育等学科门类;有中医学、中药学、中、西医结合 3 个博士学位授权一级学科、15 个二级学科,9 个硕士学位授权一级学科、46 个硕士二级学科;拥有中医博士专业学位授予权和中医、中药学、药学、生物医学工程、护理学硕士专业学位授予权。截至目前,学校全日制在校生 21 000 余人,其中研究生 3 000 余人。学校与 40 余所国外知名大学、医疗机构建立了长期友好合作关系。

学校坚持师德为先、教学为要,拥有实力雄厚的师资队伍。现有教职医护员工 3 400 余人,其中博士生导师 174 人,硕士生导师 683 人。荣获国家"国医大师"荣誉称号者 3 人、"全国名中医"3 人、"岐黄学者"3 人、"973"项目首席科学家 1 人,全国优秀教师 8 人,中医药高等学校教学名师 2 人,山东省教学名师 10 人,山东省优秀教师 6 人,山东省"泰山学者"特聘专家 10 人,山东省"泰山学者"攀登计划专家 1 人,省部级有突出贡献的中青年专家 26 人,享受国务院特殊津贴专家 52 人,山东省名中医药专家 96 人,"山东名老中医"6 人。有山东省优秀教学团队 6 个,山东省十大优秀创新团队 1 个、"全国高校黄大年式教师团队"1 个。荣获省级以上教学成果奖 58 项。

学校坚持突出特色、争创一流,形成一批优势和特色学科专业。现有中医基础理论、中医医史文献、中医内科学 3 个国家重点学科,中医学、中药学 2 个、山东省一流学科、国家中医药管理局重点学科 29 个;国家临床重点专科 13 个,国家中医药管理局重点专科 21 个;有中医学、中药学、针灸推拿学和制药工程 4 个国家级特色专业,11 个省级特色专业;拥有 2 个山东省高水平应用型重点建设专业群、3 个重点培育专业群;3 个专业(群)获山东省教育服务新旧动能转换专业对接产业项目立项。建成 10 门在线开放课程上线运行。

学校坚持以文化人、以文育人，积极打造特色鲜明的文化品牌。学校充分发挥孔孟之乡、扁鹊故里、针灸发源地的文化优势，坚持把中医文化和齐鲁文化作为以文化人的重要资源，塑造独具特色的大学文化品格。成立了全国首家省级中医药文化协同创新中心；获批省内首家中医药智库——山东省中医药政策与管理研究基地。策划承办第八届世界儒学大会——儒家思想与中医药文化专题论坛，成立儒医文化研究会，首次将中医药文化推向高层次国际学术平台。成功立项国家中医药管理局国际合作专项——中国—波兰中医药中心，引领全省高校在"一带一路"建设上取得实质性突破。山东省中医药博物馆获批为全国中医药文化宣传教育基地、山东省中医药文化宣传教育基地、山东省中医药文化旅游示范基地、山东省第十一批社会科学普及教育基地。

学校培养的人才具有"敦厚朴实、基础扎实、工作踏实"的鲜明特点，涌现出一批获得"全国三好学生""中国大学生自强之星标兵""山东青年五四奖章"等荣誉称号的优秀学生。在第二届全国《黄帝内经》知识大赛总决赛中学校获得总冠军。在全国第四届"互联网＋"创新创业大赛中，金银花新品种培育与种植技术推广项目获得大赛金奖，这是全国中医药院校自大赛举办以来首次获得金奖。

学校注重科技创新驱动，打造一流科研平台，取得丰硕成果。现有中医学、中药学、中、西医结合 3 个博士后科研流动站，设有 1 个国家教育部重点实验室，6 个国家中医药管理局三级重点实验室，2 个国家中医药管理局重点研究室，2 个全国学术流派传承工作室，33 个全国名老中医药专家传承工作室，2 个山东省重点实验室，4 个山东省工程技术研究中心，1 个山东省示范工程技术研究中心，1 个山东省工程实验室，4 个山东省高等学校协同创新中心，7 个山东省高校科研创新平台。十二五以来，共承担厅局级以上科研课题 686 项，其中国家级项目 198 项，连续获得山东省科技进步一等奖 8 项。建校以来，获国家级和省部级一等奖奖励的科研成果共计 29 项，拥有国家中医临床研究基地、国家重大新药创制平台（山东）中药单元平台。

新时代谱写新篇章，新征程再创新辉煌。学校将坚持以习近平新时代中国特色社会主义思想为指导，贯彻落实全国教育大会精神，坚持全面从严治党，坚持立德树人根本任务，坚持以人民为中心发展思想，坚持推动学校内涵式发展，不忘初心、牢记使命，深化高等教育综合改革，提高人才培养质量，办好人民满意大学,努力在服务健康中国健康山东和新时代现代化强省征程中争创一流、走在前列,奋力谱写一流学科和高水平中医药大学高质量发展新篇章!

INTRODUCTION TO SHANDONG UNIVERSITY
OF TRADITIONAL CHINESE MEDICINE

Shandong University of Traditional Chinese Medicine (SDUTCM) was founded in 1958, listed as one of the key state construction TCM higher-learning institutes in 1978, and approved as one of the key Shandong provincial universities in 1981. It is currently the only independent medical university in Shandong Province, and rated excellent in the national undergraduate education evaluation conducted by the Ministry of Education. It is among the first batch of "five preeminent featured universities" approved by Shandong provincial government. Among all the colleges and universities in Shandong Province, it takes the lead in the number of the state key disciplines, in offering master's and doctoral programs and post-doctoral research programs, and also in undertaking the state "973 Projects" as a chief organization.

SDUTCM adheres to the motto of "Cultivating virtues and harboring benevolence, learning extensively and practicing persistently", exploits fully the advantages of traditional Chinese medicine, strengthens its connotation construction, and as a result forms its own educational features, namely "nurturing students' minds by culture, consolidating their foundation, emphasizing knowledge inheritance, and encouraging innovation". It has trained tens of thousands graduates with professional skills for the nation and society. They share something distinctive in common, for instance, honest-and-sincere personality, solid professional basis, down-to-earth work attitudes. Some of them have won national honorary titles, such as "National Three-Goods Students", "Self-Reliance Star of Chinese University Students", and "May 4th Youth Medal of Shandong Province", etc.

SDUTCM has been striving for the goal of becoming one of preeminent featured universities. In 2007, the main campus moved from Lixia District,

Jinan City, to Changqing District — the hometown of Bianque (a famous physician in ancient China), covering a total area of 133 hectares with a building area of 539,000 square meters. The facilities and equipment are valued at over RMB 192,765,000, and the library has a collection of 2,010,000 paper books, 754,000 electronic books and 30,000 rare ancient books. The library is a "Shandong provincial key protection unit of ancient books". It has 17 colleges, 3 directly-affiliated hospitals, 17 indirectly-affiliated hospitals, 24 teaching hospitals, 10 Shandong graduates jointly-training bases. It has one national experimental teaching demonstration center and one national undergraduate off-campus education and practice bases.

SDUTCM works hard to train high-quality talents and TCM physicians by both cultivating virtues and encouraging learning. It has 28 undergraduate programs, involving the fields of medicine, sciences, humanities, engineering and management. Meanwhile, it has 3 first-rate doctoral degree authorization disciplines, including traditional Chinese medicine, traditional Chinese materia medica and combination of TCM and western medicine, entitled to confer 15 doctoral degrees. It also offers 9 first-rate master's degree authorization disciplines, entitled to confer 46 master's degrees, which involve all the second-rate disciplines of traditional Chinese medicine, traditional Chinese materia medica and combination of TCM and western medicine, which have already started to permeate to peripheral disciplines. Additionally, SDUTCM has been authorized to grant doctoral degrees in clinical medicine and master's degrees in clinical medicine, traditional Chinese materia medica, pharmacy and biomedical engineering. At present, it has an enrollment of nearly 21,000 students and over 3,000 postgraduates. SDUTCM attaches great importance to international academic exchange and cooperation. It has built long-term cooperative relationships with over 40 prestigious foreign universities and medical organizations. It now has about 200 overseas Chinese and foreign students.

SDUTCM has a strong teaching faculty, with over 3,400 staff members.

Amongst them, there are 174 doctorate supervisors, 683 master supervisors, 3 "Great Master of National Medicine", 1 chief scientist of the State "973" Projects, 8 "National Outstanding Teachers", 10 "Outstanding Teacher of Shandong Province", 6"Outstanding Teaching Team of Shandong Province", one "Shandong Top Ten Excellent Innovation Team", 8 Shandong provincial "Taishan Fellowship" Professors, 26 "Young and Middle-aged Breakthrough-Contribution Experts" at provincial or ministerial level, 52 "State Council Special Allowance" recipients, 96 "Shandong Provincial Famous TCM Specialists".

SDUTCM has been focusing on its features construction and excellence, and has formed a batch of dominant and featured disciplines. It now owns 3 state key disciplines, namely Basic Theory of Traditional Chinese Medicine, History and Literature of TCM and Traditional Chinese Internal Medicine, 29 State TCM Administration key disciplines, 13 provincial key disciplines, 21 state key specialist clinics, 21 provincial key specialist clinics, 4 state characteristic specialties, namely Traditional Chinese Medicine, Traditional Chinese Materia Medica, Acupuncture and Tuina, and Pharmaceutical Engineering, 1 Education Ministry key reform pilot specialty, 11 provincial characteristic specialties, 3 national high-quality open courses, and 33 provincial high-quality courses.

SDUTCM has forged numerous first-class scientific research platforms by introducing the sci-tech and innovation drive. It has 3 post-doctoral stations in the disciplines of traditional Chinese medicine, traditional Chinese materia medica and combination of TCM and western medicine, 1 Education Ministry key laboratory, 6 State TCM Administration level-3 key laboratories, 2 State TCM Administration key research centers, 2 Shandong provincial key laboratories, 3 Shandong provincial engineering technological research centers, 1 Shandong provincial engineering laboratory. It leads one collaborative innovation centre of Shandong provincial colleges and universities. Since the "National 11th Five-Year Plan" period, SDUTCM has undertaken 1093 scientific research projects at bureau level or above. Amongst them, there are 244 national projects. Since its founding, SDUTCM won 2 awards on the First National Scientific Conference, 3 state sci-tech advance second prizes, 3 state technical innovation awards, and 13 provincial sci-tech advance first prizes. SDUTCM has been recognized by the Ministry of Science and Technology as one of the "Technological Supporting Institutions for Promoting the Key Projects of State Sci-tech Achievements", and as one of the "Undertaking Institutions for the Projects of Modernized, Industrialized and Standardized Plantation of Chinese Materia Medica". SDUTCM has one national clinical research base, one national innovation platform of new drug on TCM unit, and one Shandong provincial research base of humanities and social sciences.

On the course of constructing a high-level distinctive TCM university, SDUTCM always upholds the socialism direction, bases on virtues cultivation, develops by innovation, and is oriented by economic growth and social progress. It centers on talents training, focuses on its core TCM disciplines, highlights TCM features, emphasizes cultural inheritance and innovation, strengthens connotation construction, and deepens educational reform, for the purpose of constantly improving talents training quality, comprehensively promoting educational strength, and nurturing qualified builders and reliable successors for Chinese characteristic socialism, with an integrated development in morality, intelligence, sports and arts.

附录 8：《哈佛医学院简介》原文 [①]

About Harvard Medical School

Since the School was established in 1782, faculty members have improved human health by innovating in their roles as physicians, mentors and scholars. They've piloted educational models, developed new curricula to

---

① 来源：https：//hms. harvard. edu/about-hms,搜索日期 2020 - 07 - 30。

address emerging needs in health care, and produced thousands of leaders and compassionate caregivers who are shaping the fields of science and medicine throughout the world with their expertise and passion.

Our Mission

To nurture a diverse, inclusive community dedicated to alleviating suffering and improving health and well-being for all through excellence in teaching and learning, discovery and scholarship, and service and leadership.

Members of the Harvard Medical School community have also excelled in the research arena. Faculty members have been making paradigm-shifting discoveries and achieving "firsts" since 1799, when HMS Professor Benjamin Waterhouse introduced the smallpox vaccine to the United States. Their accomplishments are recognized internationally, and, in fact, 15 researchers have shared in nine Nobel prizes for work completed while at the School.

The Faculty of Medicine includes more than 11,000 individuals working to advance the boundaries of knowledge in labs, classrooms and clinics. The School's main quadrangle in Boston houses nearly 200 tenured and tenure-track faculty members in basic and social science departments as well as in classrooms where students spend their first two years of medical school.

But teaching and research extend beyond the Quad. Harvard Medical School has affiliation agreements with 15 of the world's most prestigious hospitals and research institutes, vital partners that provide clinical care and training. They also serve as home base for more than 10,000 physicians and scientists with faculty appointments.

With its vast reservoir of talent, extensive network of affiliates and commitment to problem solving, Harvard Medical School is uniquely positioned to steer education and research in directions that will benefit local, national and global communities.

The History of HMS (Omitted)

Campus and culture (Omitted)

Facts and numbers（Omitted）

HMS Affiliates（Omitted）

LCME Accreditation（Omitted）

Social Media Hub（Omitted）

Leadship（Omitted）

Contact HMS（Omitted）

Transforming the future of human health（Omitted）

附录9：《西安中医脑病医院简介》原文^①、原译^②和改译

西安中医脑病医院是陕西省中医药管理局批准和直管的三级甲等中医专科医院，开放床位 800 张，主要从事脑积水、脑瘫、智力低下、孤独症、癫痫、植物人、中风、脑外伤、脑肿瘤、渐冻人等脑病的治疗与康复。

承担国家中医诊疗重点研究室 1 个，国家中医学术流派传承工作室 1 个，国家级及省级重点学科 3 个，重点专科 8 个，牵头重点专科优势病种中医诊疗方案和临床路径 4 个、中医临床诊疗指南 4 个，获国家专利 5 项，主持、参与国家、省、市科研课题 59 项，研发中医诊疗设备 3 种，获省部级科技成果奖 9 项，出版专著 5 部。

医院是国家、省、市残联确定的残疾人康复人才培养基地，先后完成了各级残联下达的肢体矫治手术、运动功能障碍、智力障碍、脑瘫、孤独症等残疾患者的康复训练任务。

近年来，在"一专两心三佳四型五位一体"发展战略引领下，秉承"德勤精诚、爱脑济民"的院训，内强素质，外塑形象，全面提升医疗服务质量，现已基本形成集医疗、教学、科研、文化、连锁为一体，以西安为中心，面向全国，辐射国外的医疗格局，努力把医院建设成规模适度、功能完善、环境优美、设施完备、管理规范、技术精湛的三级甲等示范中医专科医院。

三级甲等中医专科医院

国家儿科重点学科

---

① 来源：http：//www.nb120.com/Item/list.asp？id=1617.搜索日期：2021-06-01.
② 来源：http：//www.nb120.com/eng/yyjs.html,搜索日期：2021-06-01.

国家儿科临床重点专科

国家中医脑病重点专科

国家十二五康复重点专科

国家中医药管理局脑性瘫痪中医诊疗重点研究室

国家中医药管理局西岐中医儿科学术流派传承工作室

国家中医药管理局基层中医药服务能力提升工程实施单位

国家中医药管理局区域诊疗中心培育项目（儿科、康复科）实施单位

国家中医药管理局重大疑难疾病（脑梗死）中、西医临床协作单位

中残联、陕西省残联、西安市残联康复定点医院

中残联孤独症儿童康复教育试点项目机构

陕西省中医特色康复服务示范基地

陕西省"三秦学者"创新团队

陕西省"千人计划"创新项目实施单位

陕西省"百人计划"项目实施单位

石学敏院士专家工作站

马融儿童脑病工作室

刘华为名老中医传承工作室西安中医脑病医院工作站

陕西省名中医工作室

陕西省中医住院医师规范化培训基地协同单位（脑病学科、康复学科、儿科学）

陕西省残疾孤儿手术康复"明天计划"定点医院

陕西省残疾人康复中心脑瘫治疗中心、康复研究中心

陕西青年志愿者助残"阳光行动"服务基地

陕西省优生优育协会"摇篮工程"儿童脑损伤康复示范基地

西安中医脑病医院博士后创新基地

陕西中医药大学研究生培养基地

陕西中医药大学真实世界临床研究院脑病分院

西安交通大学生命科学与技术学院研究生实习基地

陕西省省级机关事业单位职工医保定点医院

陕西省、西安市新农合、城镇职工、居民、工伤、康复医保定点医院·跨省结算单位

【原译】

Hospital Profile

Xi'an TCM Hospital of Encephalopathy is affiliated to Shaanxi University of Chinese Medicine, Xi'an Medical College and Shaanxi Energy Institute, make every effort to governance with medical treatment, teaching, scientific research and chain management, now has developed into one class-A hospital of traditional Chinese medicine, has 800 beds, mainly engaged in diagnosis and rehabilitation of cerebral palsy, mental retardation, autism, stroke, brain trauma, epilepsy, vegetative patients, hydrocephalus, brain tumors, ALS and other brain diseases. The hospital is the disabled rehabilitation talent training base of the national, provincial and municipal, undertaking surgical correction of all levels of disabled persons' federation, the assessment and rehabilitation work for patients with physical disabilities, mental retardation and mental disability.

Adhering to the motto of "Diligent and sincere, love brain and help people", the hospital continuously strengthens its quality and shapes its image externally. It not only devotes itself to studying assiduously for patients' healing, but also makes unremitting efforts to improve patients' humanized medical experience. The hospital strive to achieve the long-term development goals of medical care, education, scientific research, culture and chain operation. The hospital with a professional technology as the core competitiveness, the discipline and specialized subject construction characteristics of TCM. The hospital carries out chain operation in Shaanxi province, as well as Shanghai, Fujian, Xinjiang, Inner Mongolia and other provinces and cities, serving local patients, striving to achieve the goal of being based in Shaanxi, facing the whole country and going to the world.

In the past 20 years, the hospital has focused on academic exchanges and cooperation with foreign countries, and has received many visitors from more than 20 countries and regions including the United Kingdom, the United

States, Portugal, Israel, France, Switzerland, Australia, Mongolia, Japan, India, Thailand, and Gambia. Experts and scholars came to our hospital for international medical exchanges on Chinese medicine and international consultations on difficult diseases. In response to the "One Belt One Road" initiative, has treatment more than 12000 patients from Russia, Bangladesh, Ukraine, Kazakhstan, Tajikistan, Kyrgyzstan, Uzbekistan and other, etc. of more than 10 countries and regions along "One Belt One Road", successively established the Chinese Characteristic Medical Care (Bangladesh) Center, the World Federation of Acupuncture Chinese Traditional Medical Care (Indonesia) Center, Huatuo Traditional Medical Care (Indonesia) Center, the Tibetan Medicine (Ufa) Cooperation Center of the Republic of Bashkorstan, Russia, Kazakhstan Nursultan BI-Zhuldyzai Rehabilitation International Medical Association and Xi'an International Cerebral Palsy Rehabilitation Center in Kazakhstan, sent a number of medical teams to foreign countries for international medical exchanges, various forms of international exchanges and cooperation in traditional Chinese medicine, and the spread of traditional Chinese medicine culture and diagnosis and treatment characteristics technology.

Grade-A tertiary specialized hospital of TCM

National key subject project construction unit on TCM paediatrics

National clinic key specialty project construction unit on TCM paediatrics

National key specialty project construction unit on TCM encephalopathy

The Twelve fifth national key specialty project construction unit on rehab

National cerebral palsy TCM treatment research laboratory construction unit

National Xiqi paediatrics TCM academic school heritage work room construction unit

National basic level Chinese medicine service capacity improvement project implementation unit

National regional diagnosis and treatment center cultivation project (pediatrics, rehabilitation) implementation unit

National Clinical Cooperation Unit of Chinese and Western Medicine for major difficult and complicated diseases (Cerebral Infarction)

China Disabled Persons' Federation autistic children rehabilitation education pilot project organization

Graduate Training Base of Shaanxi University of Chinese Medicine

Graduate Training Base of Xi'an Medical College

Graduate Practice Base of Life Science and Technology college of Xi'an Jiaotong University

Encephalopathy Branch of Real World Clinical Research Institute of Shaanxi University of Chinese Medicine

Chairman and Secretary-General unit of Specialty Committee of Cerebral Palsy of the World Federation of Chinese Medicine Societies

【改译】

Xi'an TCM Hospital of Encephalopathy

We are a Class-A tertiary TCM hospital integrating treatment, training, research, culture and chain operation with a commitment to improving your brain health with our virtues, diligence, persistence and sincerity. To improve the overall medical service level and construct a positive hospital image, we have basically built a Xi'an-based medical pattern facing the nation and aiming overseas.

1. Services available

We are comprehensively improving the quality of medical services, so that you can experience the perfect functions, beautiful environment, complete facilities and exquisite technology of our hospital.

We are mainly engaged in diagnosis and rehabilitation of cerebral palsy, mental retardation, autism, stroke, brain trauma, epilepsy, vegetative patients, hydrocephalus, brain tumors, ALS and other brain diseases. As the municipal, provincial and national training base for the rehabilitation of the disabled, the hospital can help you with the rehabilitation training tasks such as limb correction surgery, dyskinesia, mental retardation, cerebral palsy and autism.

2. International exchange & cooperation

The hospital focuses on academic exchanges and cooperation with more than 20 countries and regions. In the past 20 years, the hospital have:

— received experts and scholars for international medical exchanges on TCM and international consultations on difficult diseases;

— treated more than 12000 patients from more than 10 countries and regions along "One Belt One Road";

— successively established the medical care center overseas, including TCM Medical Care (Bangladesh) Center, the World Federation of Acupuncture TCM Care (Indonesia) Center, Huatuo TCM Care (Indonesia) Center, the Tibetan Medicine (Ufa) Cooperation Center of the Republic of Bashkorstan, Russia, Kazakhstan Nursultan BI-Zhuldyzai Rehabilitation International Medical Association and Xi'an International Cerebral Palsy Rehabilitation Center in Kazakhstan;

— sent a number of medical teams to foreign countries for international medical exchanges, international exchanges and cooperation in TCM, and the spread of TCM culture, diagnosis and treatment technology with TCM characteristics.

3. Facts & numbers

Research achievements:

— 1 national key research laboratory of TCM diagnosis and treatment

— 1 national academic school inheritance studio of TCM

— 3 national and provincial key disciplines

— 8 key specialties

— 4 TCM diagnosis and treatment programs and clinical pathways for dominant diseases in key specialties

— 4 TCM clinical diagnosis and treatment guidelines

— 5 national patents

— 59 national, provincial and municipal scientific research projects

— 3 kinds of TCM diagnosis and treatment equipments

— 9 provincial and ministerial scientific and technological achievement awards

— 5 monographs

Honors:

— Class-A tertiary specialized hospital of TCM

— National key subject project construction unit on TCM paediatrics

— National clinic key specialty project construction unit on TCM paediatrics

— National key specialty project construction unit on TCM encephalopathy

— The Twelve fifth national key specialty project construction unit on rehab

— National cerebral palsy TCM treatment research laboratory construction unit

— National Xiqi paediatrics TCM academic school heritage work room construction unit

— National basic level Chinese medicine service capacity improvement project implementation unit

— National regional diagnosis and treatment center cultivation project (pediatrics, rehabilitation) implementation unit

— National Clinical Cooperation Unit of Chinese and Western Medicine for major difficult and complicated diseases (Cerebral Infarction)

— China Disabled Persons' Federation autistic children rehabilitation education pilot project organization

— Graduate Training Base of Shaanxi University of Chinese Medicine

— Graduate Training Base of Xi'an Medical College

— Graduate Practice Base of Life Science and Technology College of Xi'an

Jiaotong University

— Encephalopathy Branch of Real World Clinical Research Institute of Shaanxi University of Chinese Medicine

— Chairman and Secretary-General unit of Specialty Committee of Cerebral Palsy of the World Federation of Chinese Medicine Societies

附录 10：《加州大学洛杉矶分校医疗中心简介》原文 [①]

About Us: Best Healthcare, Latest Medical Technology

UCLA Health is among the most comprehensive and advanced health care systems in the world. Together, UCLA Health and the David Geffen School of Medicine at UCLA strive every day to be a model that redefines the standard of excellence in health care. It is our integrated mission to provide state-of-the-art patient care, to train top medical professionals and to support pioneering research and discovery.

UCLA Health is comprised of:

Ronald Reagan UCLA Medical Center

UCLA Medical Center, Santa Monica

UCLA Mattel Children's Hospital

Stewart and Lynda Resnick Neuropsychiatric Hospital at UCLA

UCLA Health Clinics

UCLA Faculty Group

David Geffen School of Medicine at UCLA

Our physicians are world leaders in the diagnosis and treatment of complex illnesses, and our hospitals are consistently ranked among the best in the nation by U. S. News & World Report.

[①]　来源：https://www. uclahealth. org/about-us,搜索日期：2020 - 07 - 30。

Research achievements

UCLA Health is at the cutting edge of biomedical research, and our doctors and scientists are pioneering work across an astounding range of disciplines, from organ transplantation and cardiac surgery to neurosurgery and cancer treatment, and bringing the latest discoveries to virtually every field of medicine.

Facts about UCLA Health

More than 200 UCLA physicians are listed among the Best Doctors in America

Nearly 600,000 unique patients per year

2. 5 million outpatient clinic visits

80,000 Emergency Department visits

40,000 hospital stays

3,300 total faculty

2,700 clinical faculty

600 basic science faculty

1,200 residents and fellows

4,000 registered nurses

20,000 employees

Service available

And as an academic medical center, we are able to offer our patients the latest technologies as well as access to potentially life-saving new therapies and leading-edge clinical trials. With a comprehensive array of research and clinical centers, addressing topics from stem cell biology, AIDS, gene therapy, neurosciences, women's health and geriatrics, UCLA continues to define what an academic medical center can be. UCLA Health's commitment to patient care, research and education means that our patients benefit from the latest diagnostic and treatment techniques in virtually every area of medicine.

Community service

And we are a committed community partner. In fact, more than 70 percent of our medical students and some 200 faculty participate in community health programs each year. Some of those programs include training Los Angeles firefighters and paramedics to treat stroke victims on-site; and addressing a multitude of child health and welfare issues at the Center for Healthier Children, Families and Communities.

参 考 文 献

[1] Baker, M. *Translation and Conflict: A Narrative Account* [M]. London and New York: Routledge, 2006.

[2] Bakhtin, M. *Problems of Dostoevsky's Poetics* [M]. Minneapolis: University of Minnesota Press, 1984.

[3] Bartholomew, A. Knocking Out Diabetes [J]. *Reader's Digest*, December, 2020: 41 – 47.

[4] Even-Zohar, I. The position of translated literature within the literary polysystem [A]. In James S Holmes, José Lambert and Raymond van den Broeck (ed.). *Literature and Translation: New Perspectives in Literary Studies* [C]. Leuven: Acco, 1978.

[5] Genette, G. *Paratexts: Thresholds of Interpretation* [M]. (Trans. by Jane E. Lewin; forwarded by Richard Macksey). Cambridge University Press, 1997.

[6] Gosden, H. "Why not give us the full story?": Functions of referees' comments in peer reviews of scientific research papers [J]. *Journal of English for Academic Purposes*, 2003(2).

[7] Halliday, M. A. K. *An Introduction to Functional Grammar* (2nd edn.). [M]. London: Edward Arnold, 1994.

[8] Halliday, M. A. K. *Language as Social Semiotic: The Social Interpretation of Language and Meaning* [M]. Beijing: Foreign Language

Teaching and Research Press, 2001.

[9] Hartmann, R. R. K. *Constrastive Textology* [M]. Heidelberg: Julius Groos Verlag Herdelberg, 1980.

[10] Hart, & Bond, M. *Action Research for Health and Social Care: A Guide to Practice* [M]. Buckingham: Open University Press, 1995.

[11] Hermans, T. *Cultural Transgressions—Research Models in Translation Studies II: Historical and Ideological Issues* [M]. Beijing: Foreign Language Teaching and Research Press, 2007.

[12] Hyland, K. *Metadiscourse: Exploring Interaction in Academic Writing* [M]. London: Continnum, 2005.

[13] Hyland, K. *Academic Writing English* [M]. Shanghai: Shanghai Foreign Education Press, 2014.

[14] Kawase, T. Metadiscourse in the introductions of PhD theses and research articles [J]. *Journal of English for Academic Purposes*, 2015 (20).

[15] Kiraly, D. C. *A Social Constructivist Approach to Translator Education* [M]. Manchester: St. Jerome, 2000.

[16] Kiraly, D. C. A Passing Fad or the Promise of a Paradigm Shift in Translator Education? [M]. In B. James, & S. K. Geoffrey (eds.). *Beyond the Ivory Tower: Rethinking Translation Pedagogy*. Amsterdam/Philadelphia: John Benjamins Publishing Company, 2003.

[17] Lefevere, Andre. *Translation, Rewriting and the Manipulation of Literary Fame* [M]. London: Routledge, 1992.

[18] Lefevere, Andre. *Translation, Rewriting and the Manipulation of Literary Fame* [M]. Shanghai: Shanghai Foreign Language Education Press, 2004.

[19] Martin, J. R. & Rose, David. *Working with Discourse: Meaning beyond the Clause* (中文导读注释版)[M]. 北京: 北京大学出版社, 2014.

[20] Munday J. *Introducing Translation Studies: Theories and Applications* [M]. London/New York: Routledge, 2001.

[21] Munday, J. *Introducing Translation Studies: Theories and Applications* [M]. Shanghai: Shanghai Foreign Language Education Press, 2010.

[22] Newmark, P. *A Textbook of Translation* [M]. Hertfordshire Prentice Hall International (UK) Ltd. , 1998.

[23] Ni, Mao Shing. *The Yellow Emperor's Classic of Medicine: A New Translation of the Neijing Suwen with Commentary* [M]. Boston and London: Shambahala, 1995.

[24] Nord, Christiane. *Translating as a Purposeful Activity: Functional Approach Explained* [M]. Shanghai Foreign Language Education Press, 2001.

[25] Nord, Christiane. *Text Analysis in Translation: Theory, Methodology, and Didactic Application of a Model for Translation-oriented Text Analysis* [M]. Amsterdam and Atlanta, GA: Rodopi, 1991; Beijing: Foreign Language Teaching and Research Press, 2005.

[26] Nord, Christiane. Looking for help in the translation process—The role of auxiliary texts in translator training and translation practice [J]. 中国翻译, 2007 (1): 17 - 26.

[27] Norton, L. S. *Action Research in Teaching and Learning: A Practical Guide to Conducting Pedagogical Research in Universities* [M]. Routledge: Taylor & Francis Group, 2009.

[28] Reiss, Katharina. *Text Types, Translation Types and Translation Assessment* (Tr. by A. Chesterman) [A]. In Chesterman A. (ed.) . 1977/1989: 108 - 109.

[29] Resiss, Katharina. *Type, Kind and Individuality of Text: Decision-making in Translation* [A]. In Venuti L ed. The Translation Studies Reader[C]. London/New York: Routledge: 1981/2000.

[30] Swales, J. *Genre Analysis: English in Academic and Research Settings* [M]. Cambridge: Cambridge University Press, 1990.

[31] Swales, J & Feak, C. *Academic Writing for Graduate Students* [M]. Ann Arbor: The University of Michigan Press, 2012.

［32］ Trosborg，A.（ed.）*Text Typology and Translation*［M］. Amsterdam/ Philadelphia：John Benjamins Publishing Company,1997.

［33］ Unschuld，Paul U. *Huang Di Nei Jing Su Wen: An Annotated Translation of Huang Di's Inner Classic — Basic Questions*［M］. Berkeley：University of California Press,2011.

［34］ Veith，Ilza. *The Yellow Emperor's Classic of Internal Medicine*［M］. Berkeley：University of California Press,2002.

［35］ Vermeer，H J. Skopos and Commission in Translational Action［A］. In：Chesterman A ed. *Readings in Translation Theory*［C］. Finland：Oy Finn Lectura Ab,1989.

［36］ Vermette，P. Four fatal flaws：Avoiding the common mistakes of novice users of cooperative learning［J］. *The High School Journal*，1994，77（2）：255 - 260.

［37］ Xie，Zhufan. & Xie，Fang. *Contemporary Introduction to Chinese Medicine*［M］. Beijing：Foreign Language Press，2010：1 - 11.

［38］ Ye，L. & Zhu，L. Z. *Insight into Chinese Culture*［M］. Foreign Language Teaching and Research Press，2008.

［39］ 爱泼斯坦,林戊荪,沈苏儒. 呼吁重视对外宣传中的外语工作［J］. 中国翻译,2000(06)：2 - 4.

［40］ 曹志建. 功能主义视角下的法律外宣文本翻译［M］. 广州：暨南大学出版社,2016.

［41］ 柴改英,任大玲. 语篇的互动性研究［J］. 四川外语学院学报，2003(2)：103 - 105.

［42］ 常晓梅,赵玉珊. 提高学生跨文化意识的大学英语教学行动研究［J］. 外语界,2012(02)：27 - 34.

［43］ 程唯. "再叙事"视阈下的英汉新闻编译［J］. 中国翻译,2013(5)：100 - 103.

［44］ 陈晓倩,夏娟. 功能主义翻译理论视角下中药说明书的英译［J］. 宿州学院学报,2017,32(02)：79 - 82.

［45］ 陈小慰. 对德国翻译功能目的论的修辞反思［J］. 外语教学,2012(1)：91 - 95.

[46] 陈小慰. 文化外译受众意识的样本分析——以《中国文化读本》英译为例[J]. 中国翻译,2015,(4)：76 - 82.

[47] 陈小慰,汪玲玲. 基于语料的汉英科技论文摘要修辞对比与翻译[J]. 中国科技翻译,2017,30(1)：32 - 35.

[48] 陈小慰. 译有所依——汉英对比与翻译研究新路径[M]. 厦门：厦门大学出版社,2017.

[49] 戴宗显,吕和发. 公示语汉英翻译研究——以 2012 年奥运会主办城市伦敦为例[J]. 中国翻译,2005(6)：40 - 44.

[50] 丁衡祁. 努力完善城市公示语 逐步确定参照性译文[J]. 中国翻译,2006(11)：12 - 16.

[51] 丁杨,孔祥国. 北京市中医医院标识语英译的现状与对策[J]. 中医药导报,2015,21(5)：103 - 106.

[52] 董小英. 叙述学[M]. 北京：中国社会科学出版社,2001.

[53] 董岩,程颜. 接受理论视域下中医典籍英译"创造性叛逆"研究[J]. 中医药导报,2018,24(6)：116 - 119.

[54] 都立澜,朱建平,洪梅. 中医药名词术语英译策略与方法辨析及体系初步构建[J]. 中华中医药杂志,2020,35(06)：2838 - 2841.

[55] 段连城. 对外传播学初探[M]. 北京：五洲传播出版社,2004.

[56] 方梦之. 论翻译生态环境[J]. 上海翻译,2011(1)：1 - 5.

[57] 方梦之. 文类细化之于翻译培训、翻译策略——拓展应用翻译研究的领域（之二）[J]. 上海翻译,2017(03)：3 - 8＋93.

[58] 方梦之,毛忠明. 英汉-汉英应用翻译综合教程[M]. 上海：上海外语教育出版社,2018.

[59] 冯文林. 多重视角下的《黄帝内经》英译研究[J]. 中国中医基础医学杂志. 2016, 22(7)：982 - 985.

[60] 高芸. 中西医英语科研论文语篇互动性对比研究——基于 SCI 期刊论文的语料库分析[J]. 外语电化教学,2018(02)：78 - 83.

[61] 高芸. 从西方媒体对中医的新闻评论看中国文化形象他塑——基于《自然》杂志社论的叙事分析[J]. 中医药管理杂志,2019,27(24)：1 - 4＋12.

[62] 高芸. 从《针对西方读者的中医导论——打开中医之门》看中国文化形象自

塑[J].中国中西医结合杂志,2019,39(12):1509-1512.

[63] 高芸.倪毛信《黄帝内经》译本叙事建构策略研究[J].中医药导报,2020,26(09):214-217.

[64] 高芸.中医翻译叙事能力培养的教学研究[J].中医教育,2020,39(04):65-68.

[65] 高芸.中医药院校变通翻译能力培养现状调查与思考[J].中医药管理杂志,2021,29(19):47-49.

[66] 高芸.《黄帝内经》译者主体性的社会话语分析与启示[J].中国中西医结合杂志,2022,42(02):243-246.

[67] 葛校琴.当前归化/异化策略讨论的后殖民视阈——对国内归化/异化论者的一个提醒[J].中国翻译,2002(5):34-37.

[68] 葛校琴.国际传播与翻译策略——以中医翻译为例[J].上海翻译,2009(4):26-29.

[69] 贺爱军.译者主体性的社会话语分析——以佛经译者和近现代西学译者为中心[M].北京:科学出版社,2015.

[70] 胡范铸.国家和机构形象修辞学理论、方法、案例[M].上海:学林出版社,2017.

[71] 胡庚申.翻译适应选择论[M].武汉:湖北教育出版社,2004.

[72] 胡开宝,李鑫.基于语料库的翻译与中国形象研究:内涵与意义[J].外语研究,2017,164(4):70-75.

[73] 胡伟华,郭继荣.生态翻译学视域下葛浩文的译者主体性探析[J].外语电化教学,2017(3):52-57.

[74] 胡兴文.叙事学视域下的外宣翻译研究[D].上海:上海外国语大学,2014.

[75] 胡珍铭,王湘玲.评教整合的翻译教学模式构建与实践——以培养文本分析能力为导向[J].外语界,2018,189(6):79-85.

[76]《画说中医药文化丛书》编委会.中医史话[M].北京:中国轻工业出版社,2018a.

[77]《画说中医药文化丛书》编委会.药膳趣话[M].北京:中国轻工业出版社,2018b.

[78] 黄友义.坚持"外宣三贴近"原则,处理好外宣翻译中的难点问题[J].中国翻译,2004(6):27-28.

[79] 黄友义.服务改革开放40年,翻译实践与翻译教育迎来转型发展的新时代[J].中国翻译,2018,39(03):5-8.

[80] 黄忠廉,孙瑶.语篇翻译语域三步转化观[J].现代外语,2017,40(02):201-212+292.

[81] 贾树枚解读.中国故事 国际表达——赵启正新闻传播案例[M].上海:上海人民出版社,2018.

[82] 蒋国东,陈许.对外新闻中的"一带一路"——评价理论介入系统下的话语分析[J].外语研究,2017,165(5):6-9.

[83] 蒋基昌,文娟.《黄帝内经》四个英译本的对比研究——基于广西中医药大学短期留学生调查问卷的统计学分析[J].学术论坛,2013,264(1):197-200.

[84] 杰里米·芒迪.翻译学导论:理论与应用[M].外语教学与研究出版社,2014.

[85] 康拉德·芬克.冲击力:新闻评论写作教程[M].北京:新华出版社.2002.

[86] 赖彦,辛斌.英语新闻语篇互文修辞功能分析——从评价理论的视角[J].当代修辞学,2012,171(3):25-32.

[87] 兰凤利.论译者主体性对《黄帝内经素问》英译的影响[J].中华医史杂志,2005,35(2):74-78.

[88] 雷沛华.对外宣介翻译中的修辞问题——以高校网页翻译为例[J].中国翻译,2014,35(04):112-116.

[89] 李长栓.非文学翻译理论与实践[M].北京:中国对外翻译出版公司,2004.

[90] 李传英、潘承礼.医学英语写作与翻译[M].武汉:武汉大学出版社,2017:183-221.

[91] 李德超,王克非.平行文本比较模式与旅游文本的英译[J].中国翻译,2009(4):54-58.

[92] 李晶,李优.《纽约时报》所报道中医药内容的媒体形象分析[J].国际中医中药杂志,2016,38(7):577-581.

[93] 李珂,夏娟.中药英文说明书翻译策略选择的动态顺应性研究[J].包头医

学院学报,2017,33(09):132-135.

[94] 李梦伊,李宁,叶晖,等. 谢竹藩教授中医寒热辨证研究及学术思想的继承与展望[J]. 中国中西医结合杂志,2015,35(1):5-8.

[95] 李小撒,柯平. 关注以过程为取向的翻译教学——以评注式翻译和同伴互评为例[J]. 上海翻译,2013(02):46-50.

[96] 李运兴. 语篇翻译引论[M]. 北京:中国对外翻译出版公司,2001.

[97] 李照国. 中医英语翻译技巧[M]. 北京:人民卫生出版社,1997.

[98] 李照国,刘希茹译. 黄帝内经素问[M]. 西安:世界图书出版公司,2005.

[99] 李照国. 中医名词术语英译国际标准化新进展——从世界卫生组织传统医学国际分类东京会议谈起[J]. 中西医结合学报,2011,9(01):113-115.

[100] 李照国. 中医英语翻译研究[M]. 上海:上海三联书店,2013.

[101] 李振. 权力话语理论操纵下《本草纲目》英译的文化诠释[J]. 中华中医药杂志,2017,32(7):2888-2290.

[102] 李志雪. 外语教学行动研究在中国的发展:回顾与展望[J]. 解放军外国语学院学报,2015,38(06):78-84.

[103] 林晓琴. 文学翻译中受控于非文本因素的策略性误译探索——基于改写理论[J]. 福建农林大学学报(哲学社会科学版).2011,14(2):103-107.

[104] 刘季春.《实用翻译教程》第三版[M]. 广州:中山大学出版社,2016.

[105] 刘露. 中医翻译能力构建及教学策略研究[J]. 时珍国医国药,2018,29(08):1994-1996.

[106] 刘明,汪顺,黄树明. 中药药品英文说明书功能主治部分撰写的探索性研究[J]. 中医药导报,2017,23(03):122-125.

[107] 刘朋. 中国政府白皮书与国际形象塑造——基于64部中国政府白皮书的考察分析[J]. 理论与改革,2010(1):156-159.

[108] 刘其中. 汉英新闻编译[M]. 北京:清华大学出版社,2009.

[109] 刘跃良. 从译者惯习视角看倪毛信《黄帝内经》英译的建构[J]. 中国中西医结合杂志,2018,38(10):1259-1262.

[110] 卢小军. 国际形象与外宣翻译策略研究[M]. 北京:外语教学与研究出版社,2015.

[111] 吕和发,蒋璐,王同军,等. 公示语汉英翻译错误分析与规范[M]. 北京:国

防工业出版社,2011:64-224.

[112] 罗海燕,邓海静. 中药说明书的英译从功能派翻译理论谈起[J]. 时珍国医国药,2012,23(06):1509-1511.

[113] 罗海燕,邓海静. 文本类型理论指导下的中医外宣资料英译[J]. 中国中医基础医学杂志,2017(4):567-570.

[114] 马有度. 奇妙中医药——家庭保健顾问[M]. 北京:人民卫生出版社,2009.

[115] 穆从军.20 世纪 80 年代以来的 ERPP 写作研究:回顾和展望[J]. 外语界,2015(1):56-64.

[116] 牛新生. 从感召功能看汉语公示语翻译——以宁波城市公示语为例[J]. 中国翻译,2007(2):63-67.

[117] 欧阳利锋. 中医药说明书的英译[J]. 中国科技翻译,2002(02):17-20.

[118] 浦安迪. 中国叙事学[M]. 北京:北京大学出版社,1995.

[119] 乔宁宁,张宗明. 中医文化身份的建构及其在跨文化传播中的价值适应[J]. 中医杂志,2016,57(7):541-544.

[120] 秦枫,陈坚林. 人际意义的创建与维系——研究生英语科技论文的互动问题研究[J]. 外语教学,2013(4):56-60.

[121] 秦秀白. 英语语体和文体要略[M]. 上海:上海外语教育出版社,2002.

[122] 任文. 新时代语境下翻译人才培养模式再探究:问题与出路[J]. 当代外语研究,2018(6):92-98.

[123] 申丹,王亚丽. 西方叙事学:经典与后经典[M]. 北京:北京大学出版社,2010.

[124] 申丹. 文学认知:具体语境与规约性语境[J]. 外国文学研究,2010(5):122-128.

[125] 司显柱. 试论翻译研究的系统功能语言学模式[J]. 外语与外语教学,2004(06):52-54.

[126] 宋晓璐,王林. 中成药说明书交际翻译[J]. 中国中西医结合杂志,2016,36(06):757-759.

[127] 苏新春,刘锐. 皮书的语言使用与语言特色[J]. 语言文字应用,2015(3):22-32.

[128] 孙有中.解码中国形象《纽约时报》和《泰晤士报》中国报道比较[M].北京：世界知识出版社,2009.

[129] 涂雯.文本类型理论指导下的中成药说明书功能与主治英译研究[D].北京中医药大学,2018：15-61.

[130] 汪世蓉.基于语篇分析的汉英体育新闻报道对比研究[J].中国社会科学院研究生院学报,2015,210(6)：125-129.

[131] 王彬.中医歌赋翻译中的文化传播力建构[J].外语教学,2016(04)：110-113.

[132] 王彬.深化 浅化 删减：《洗冤集录》翻译中的中医文化过滤[J].中国翻译,2017(3)：102-106.

[133] 王畅,杨玉晨.生态翻译学视角下 TCM 医院公示语英译研究[J].上海翻译,2018(04)：39-43.

[134] 王笃勤.英语教学策略论[M].北京：外语教学与研究出版社,2002.

[135] 王国凤.新编汉英翻译实用教程[M].杭州：浙江大学出版社,2014.

[136] 王慧莉.新闻外宣翻译原则探析[J].上海翻译,2017(2)：24-29.

[137] 王宁.翻译与国家形象的建构与海外传播[J].外语教学,2018,39(5)：1-6.

[138] 王强,成晓光.元话语理论研究范式述评[J].外语与外语教学,2016(2)：55-63.

[139] 王树槐.翻译教学论[M].上海：上海外语教育出版社,2013.

[140] 王雪玉.论文摘要英译中的作者身份建构[J].现代语文,2016,(8)：136-140.

[141] 王银泉,周义斌,周冬梅.中医英译研究回顾与思考(1981-2010)[J].西安外国语大学学报,2014(4)：105-112.

[142] 王振华,路洋."介入系统"嬗变[J].外语学刊,2010(3)：51-57.

[143] 魏乃杰(Nigel Wiseman).汉英英汉中医词典[M].长沙：湖南科学技术出版社,1996.

[144] 文师吾,谢日华.SCI 医学英文论文的撰写与发表[M].北京：人民卫生出版社,2012.

[145] 吴友富.对外文化传播与中国国家形象塑造[J].国际观察,2009(01)：

　　　　8－15.

[146] 夏天.平行文本运用与汉英翻译教学"去技巧化"[J].外语电化教学，2015(164)：17－22.

[147] 肖琼.中成药说明书中功效术语的生态化翻译研究[J].郑州航空工业管理学院学报(社会科学版)，2014，33(06)：100－103.

[148] 谢莉，王银泉.中国国际形象建构视域下的政治话语翻译研究[J].外语教学，2018，39(05)：7－11.

[149] 谢天振.译介学——理念创新与学术前景.外语学刊，2019，209(4)：95－102.

[150] 辛志英.学术语篇中的主体间建构资源：识别、评估与运用[J].北京科技大学学报(社会科学版)，2011(6)：23－27.

[151] 熊兵.基于英汉双语平行语料库的翻译教学模式研究[J].外语界，2015(4)：2－10.

[152] 徐姚伟，周领顺.2020.翻译教学、实践和研究中的"求真"与"务实"——周领顺教授访谈录[J].语言教育，8(03)：2－7＋13.

[153] 许吉，邓宏勇.SCI 收录 5 所中医药大学论文的计量分析[J].数理医药学杂志，2012(2)：182－184.

[154] 杨莉，李昊东，于海兵，耿冬梅.《黄帝内经》英译本出版情况[J].中国出版史研究，2016(01)：134－144.

[155] 杨林秀.英文学术论文中的作者身份构建：言据性视角[J].外语教学，2015(2)：21－25.

[156] 杨晓华.翻译教学中的课程行动研究——以 BTI 文化翻译课程为例[J].外语教学，2012，33(04)：109－113.

[157] 叶朗，朱良志.中国文化读本[M].北京：外语教学与研究出版社，2016.

[158] 殷丽.中医药典籍国内英译本海外接受状况调查及启示——以大中华文库《黄帝内经》英译本为例[J].外国语，2017，40(50)：33－42.

[159] 余环，邓凌云.中国文化"走出去"背景下的职业译者能力研究[J].上海翻译，2019(05)：40－45.

[160] 余静.基于产学研合作教育的中医翻译人才培养研究[J].成才之路，2016，488(04)：30－31.

[161] 于洋,高峰,尹雪梅.目的论驱动下的中医药英语翻译探析[J].中国中医
基础医学杂志,2017(10):1467-1470.

[162] 曾剑平.外宣翻译的中国特色与话语融通[J].江西社会科学,2018,38
(10):239-245.

[163] 曾庆香.新闻叙事学[M].北京:中国广播电视出版社,2005.

[164] 张美芳.从语篇分析的角度看翻译中的对等[J].现代外语,2001(01):
78-84.

[165] 张美芳.编译的理论与实践——用功能翻译理论分析编译实例[J].四川
外语学院学报,2004,(2):95-98.

[166] 张美芳.翻译中的超文本成分:以新闻翻译为例[J].中国翻译,2011(2):
50-55.

[167] 张美芳.文本类型、翻译目的及翻译策略[J].上海翻译,2013(4):5-10.

[168] 张健.报刊语言翻译[M].北京:高等教育出版社,2008.

[169] 张健.全球化语境下的外宣翻译"变通"策略刍议[J].外国语言文学,
2013,30(01):19-27+43+72.

[170] 张健.新闻英语文体与范文评析[M].上海:上海外语教育社,2016:
28-180.

[171] 张健,许天虎.公司简介英译若干问题探讨[J].上海翻译,2019(06):
36-40.

[172] 张青,朱士俊.医院标识文化要体现以人为本[J].中华医院管理杂志,
2005,21(6):426-428.

[173] 郑玲.中医英语译写教程[M].北京:中国古籍出版社,2013.

[174] 钟艳.我国医疗机构公示语英译研究现状[J].中医药导报,2017,14(11):
173-176.

[175] 周恩.中医翻译能力研究[M].上海:上海交通大学出版社,2017:84-
125.

[176] 周锋,陈立群,赵心怡.目的论视域下中医医院公示语翻译规范化研究
[J].现代语文,2017(04):144-145.

[177] 周文婕."走出去"视野下的中成药说明书翻译规范[J].语文学刊,2018,
38(02):32-36.

[178] 朱惠蓉. 谈心：中医名家十讲[C]. 上海：上海交通大学出版社，2018：79－90.

[179] 朱剑飞.《黄帝内经》英译研究的语料库视角[J]. 中国中医基础医学杂志. 2015,21(9)：1161－1164.

后　记

　　我对中医翻译的研究起步较晚,能比较顺利地完成课题研究和此书的写作,得益于上海中医药大学外语中心多年积累的学术研究传统。上海中医药大学自"十一五"规划以来,一直将中医外语学科列为学校重点学科建设规划,经过十几年的发展,外语中心已成为全国中医外语人才培养的重要基地。2002年设立的"中医外语"硕士点成为全国第一个招收中医外语硕士的学科点,2014年获准设立"翻译硕士专业"(MTI)学科点,旨在培养医学、中医药领域国际交流的高层次、复合型、应用型翻译人才。近年来承担多项国家级、省部级和市级课题,在中医药术语标准化翻译研究、中医药翻译和国际传播,以及中医药翻译人才培养方面形成了较为系统的研究规模。上海中医药大学外语中心坚实的研究基础和浓厚的学术氛围赋予了我着手中医翻译研究的勇气和底气。

　　在研究之初,我非常有幸得到国内外宣翻译专家——上海外国语大学张健教授的大力支持、热情鼓励和真诚指导。2019年3月,在课题即将开题之际,我冒昧地写邮件和张健教授联系,邀请他担任课题专家,没想到张教授欣然应允,及时给了我非常宝贵的指导意见,使我受益匪浅。此后,张健教授应邀多次来校给外语中心的教师和翻译硕士生做外宣翻译方面的讲座。他广博、深厚的专业知识,幽默、亲和的人格魅力常使听众醍醐灌顶,如沐春风。

　　在研究过程中,非常感谢周恩、杨渝、马白菊、张忆萍等亲爱的同事们给予我无私的帮助和支持;感谢上海中医药大学2019级和2020级中医翻译硕士生对书中翻译实践部分提出的反馈意见;感谢学校组织的2021年度优秀教材及教育教学专著资助出版项目评审,以及会上舒静副校长、段逸山、陶建生等教授对本书提出的中肯意见和宝贵建议；感谢上海交通大学出版社各位编辑的辛勤付出，特别是张冠男老师专业的指导和解答；同时，感谢我的亲人，正是由于父亲一直以来对我学术工作的鼓励和鞭策，先生和儿子多年来无时无刻的陪伴和支持，我才得以顺利实现自己的目标；最后，也感谢自己的努力和坚持，由于学校离家较远，我很多文献、书籍都是抽空在"移动的办公室"——地铁上看完的，这段经历成为我难忘而美好的回忆。

　　时光荏苒，从 2018 年底课题立项，几年时光已悄然而过。能将自己多年来的研究成果付梓成书，为促进中医药翻译传播力的提升塑造更加客观、立体、全面的中医药文化形象尽微薄之力，既感到欣慰，又感到忐忑。虽然已多次修改，但由于水平有限，本书仍有疏漏、不当之处，恳请能得到业内专家、学者及其他读者的批评指正。